《正誤表》

すっきりフローチャートで学ぶ小児の麻酔

本書に下記誤表記がございましたので、謹んで訂正させていただきます。

p.4 表 2行目

誤	サイズ目安	メーカー推奨	ID：4＋4/年齢（mm）	ID：3.5＋4/年齢（mm）
正	サイズ目安	メーカー推奨	ID：4＋年齢/4（mm）	ID：3.5＋年齢/4（mm）

克誠堂出版株式会社

すっきりフローチャートで学ぶ 小児の麻酔

監修●川名 信 宮城県立こども病院副院長

編集●五十嵐 あゆ子 宮城県立こども病院

克誠堂出版

執筆者一覧

■ **監 修** ■

川名　信　　　　　宮城県立こども病院副院長

■ **編 集** ■

五十嵐あゆ子　　　宮城県立こども病院麻酔科

■ **執筆者** ■

川名　信　　　　　宮城県立こども病院副院長

名和由布子　　　　北海道立子ども総合医療・療育センター麻酔科

菊地　千歌　　　　宮城県立こども病院麻酔科

小原崇一郎　　　　帝京大学大学院公衆衛生学研究科

篠﨑　友哉　　　　宮城県立こども病院麻酔科

北村　祐司　　　　松戸市立総合医療センター・小児医療センター麻酔科

小泉　沢　　　　　宮城県立こども病院集中治療科

一柳　彰吾　　　　あいち小児保健医療総合センター麻酔科

宮津　光範　　　　あいち小児保健医療総合センター麻酔科

金谷　明浩　　　　仙台医療センター麻酔科

高辻小枝子　　　　兵庫県立こども病院麻酔科

野中　崇広　　　　熊本大学医学部麻酔科学教室

坂倉　庸介　　　　三重大学医学部附属病院臨床麻酔部

其田　健司　　　　宮城県立こども病院集中治療科

志賀　卓弥　　　　東北大学病院集中治療部

佐古　澄子　　　　旭川医科大学病院麻酔科蘇生科

笹川　智貴　　　　旭川医科大学病院麻酔科蘇生科

蜂屋　好子　　　　神奈川県立こども医療センター麻酔科

中村　信人　　　　神奈川県立こども医療センター麻酔科

松本　友里　　　　兵庫県立こども病院麻酔科

鹿原史寿子　　　　兵庫県立こども病院麻酔科

坂口　雄一　　　　千葉大学医学部附属病院麻酔・疼痛・緩和医療科

青木真理子　　　　神奈川県立こども医療センター麻酔科

五十嵐あゆ子　　　宮城県立こども病院麻酔科

畠山　陽介　　　　北海道立子ども総合医療・療育センター麻酔科

川村　大資　　　　旭川医科大学医学部麻酔・蘇生学講座

茶木　友浩　　　　札幌医科大学麻酔科学講座

伊藤真由美　　　　手稲渓仁会病院麻酔科集中治療室

横山　健　　　　　手稲渓仁会病院麻酔科集中治療室

岡田　真行　　　　山形大学医学部麻酔科学講座

北村　佳奈　　　　あいち小児保健医療総合センター麻酔科

海法　悠　　　　　東北大学大学院医学系研究科外科病態学講座麻酔科学・周術期医学分野

堀木としみ　　　　神奈川県立こども医療センター緩和ケア普及室・麻酔科

黒嵜　明子　　　　北野病院麻酔科

金澤　伴幸　　　　岡山大学病院小児麻酔科

（執筆順）

序　文

　小児麻酔を一度は研修してみたいと思っても、実際には「あんな小さい子どもの麻酔はちょっと敬遠」という先生も多いのではないでしょうか。しかし小児麻酔は基本を押さえると実は楽しく学べるものです。本書はそんな小児麻酔を敬遠気味の研修医や麻酔科専門医の先生に少しでも積極的に小児麻酔に取り組んでいただきたいと思い、その入門書として企画されたものです。基本的な疾患や病態を取り上げ、小児麻酔の経験が豊富であれば患児を前にして即座に頭に浮かぶであろう思考過程をできる限り簡便なフローチャートとして表しました。見開きの左側にフローチャート、右側にその解説を載せています。まずはフローチャートを見て診察や治療にいたる思考の道筋を確認し、その内容を解説で補強してください。また解説の中には重要なエビデンスに関する事項を記載した"Facts"、さらに執筆者の経験に基づく助言や考え方を述べた"Clinical tips"があるのでぜひ参考にしていただきたいと思います。参考文献も本当に必要なものを厳選して収載しました。

　小児麻酔の臨床研究は成人と異なり絶対的な患者数が少ない、保護者の同意が得られにくい、症例ごとのバリエーションが多いなどの理由で少ないことが知られています。また小児といっても新生児と思春期の若者では解剖学的、生理学的、薬理学的にもまったくといっていいほど違います。したがって成人のような麻酔に関する大規模ランダム化比較試験に基づくガイドラインはほとんどありません。そのためエキスパートオピニオンは重要な指針となっています。本書は小児麻酔の知識と経験に富んだ先生に執筆を担当していただきました。本書を手に取り、ページをめくって眺めた時になるほどと感じて明日の症例で実践していただければ幸いです。今回取り上げた内容は日常診療で遭遇する基本的な疾患のフローに限定しましたので、そこから発生するバリエーションには触れていません。そこで本書を手に取って小児麻酔に少しでも興味を持たれた先生はさらに専門性の高い書籍に進んでいただくことが執筆者の共通した願いであることをお伝えして序文に代えさせていただきます。

　最後に小児麻酔の門戸を広げる素晴らしい書籍を企画していただいた克誠堂の手塚雅子氏に執筆者を代表して深く感謝申し上げます。

　　2020年12月吉日

宮城県立こども病院 副院長

川名　信

目　次

Ⅲ. さまざまな疾患の麻酔

I. 術前診察・麻酔管理

1. 術前診察
2. 小児の気道確保
3. 全身麻酔薬
4. 術中鎮痛薬
5. 小児の周術期輸液管理
6. 上気道感染症と喘息
7. 麻酔からの覚醒と抜管・術後のモニタリング
8. ICUでの鎮静・搬送のケア
9. 術後鎮痛

1. 術前診察

川名　信

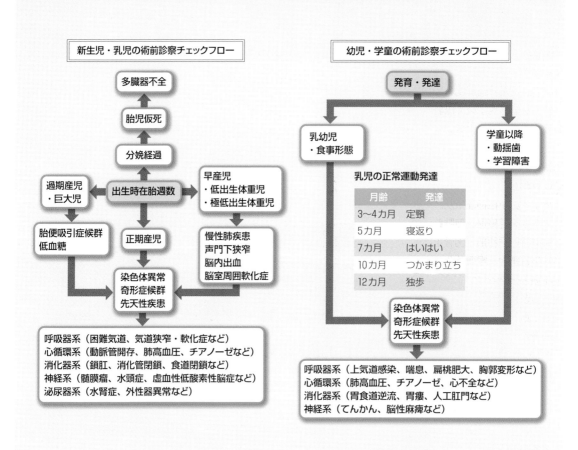

新生児・乳児の術前診察チェックフロー

多臓器不全
↕
胎児仮死
↕
分娩経過
↕
出生時在胎週数

過期産児
・巨大児

早産児
・低出生体重児
・極低出生体重児

胎便吸引症候群
低血糖

正期産児

慢性肺疾患
声門下狭窄
脳内出血
脳室周囲軟化症

染色体異常
奇形症候群
先天性疾患

呼吸器系（困難気道、気道狭窄・軟化症など）
心循環系（動脈管開存、肺高血圧、チアノーゼなど）
消化器系（鎖肛、消化管閉鎖、食道閉鎖など）
神経系（髄膜瘤、水頭症、虚血性低酸素性脳症など）
泌尿器系（水腎症、外性器異常など）

幼児・学童の術前診察チェックフロー

発育・発達

乳幼児
・食事形態

学童以降
・動揺歯
・学習障害

乳児の正常運動発達

月齢	発達
3～4カ月	定頸
5カ月	寝返り
7カ月	はいはい
10カ月	つかまり立ち
12カ月	独歩

染色体異常
奇形症候群
先天性疾患

呼吸器系（上気道感染、喘息、扁桃肥大、胸郭変形など）
心循環系（肺高血圧、チアノーゼ、心不全など）
消化器系（胃食道逆流、胃瘻、人工肛門など）
神経系（てんかん、脳性麻痺など）

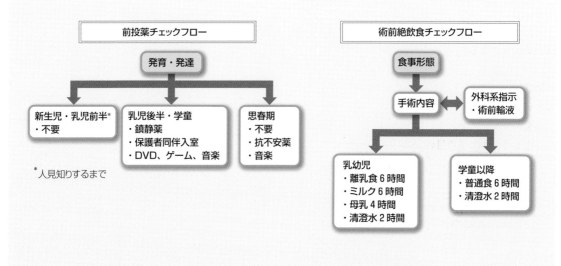

前投薬チェックフロー

発育・発達

新生児・乳児前半*
・不要

乳児後半・学童
・鎮静薬
・保護者同伴入室
・DVD、ゲーム、音楽

思春期
・不要
・抗不安薬
・音楽

＊人見知りするまで

術前絶飲食チェックフロー

食事形態
↓
手術内容 ↔ 外科系指示
・術前輸液

乳幼児
・離乳食6時間
・ミルク6時間
・母乳4時間
・清澄水2時間

学童以降
・普通食6時間
・清澄水2時間

A．術前診察

術前診察の基本
- 新生児・乳児では出生時体重、在胎週数の情報を得たうえで年齢相応の発達・発育を評価する。
- 染色体異常や先天性奇形症候群についてはそれぞれの疾患に伴う特殊性、特に困難気道などを理解したうえで術前診察に臨む。

問診
- 保護者からの情報がメインであるが、保護者の理解度もさまざまなので注意する。学童以降は本人の訴えを聞く。ただし理解度、伝達力の差に注意する。
- 幼児は離乳完了後も母乳やミルクを飲むことが多いので必ずチェックする。

視診
- 新生児・乳幼児では四肢の動き、啼泣の強さ、新生児けいれん特有のペダル漕ぎなどの異常運動の有無に注目する。中枢神経系疾患で体幹、四肢の拘縮・変形を伴うと気道確保、静脈路確保が困難な場合がある。
- 吸気時の季肋部・胸骨上窩の陥凹、胸郭のベル型変形は扁桃肥大、喉頭軟化、気管軟化症などを疑う。
- 体幹・四肢の視診では発疹の有無を確認する。感染症が疑われる場合には小児科医に相談する。また不自然な出血斑などは虐待を示唆することがある。
- 仙骨部に陥凹がある場合には潜在性二分脊椎を合併する場合があるので硬膜外麻酔は忌避するかMRIやエコーによる検査をしてから実施する[1]。

身体所見
- 聴診は機嫌のよい時に実施する。
- 咽頭の発赤は上気道感染の重要な情報であるのでできるだけ実施したい。同時に扁桃肥大についても評価する。
- 乳歯の生え替わりは6歳前後で始まるので必ず動揺歯をチェックする。

検査
- 術前の検査はどこまで必要かについては一定の結論はない。術前の診察を十分に行えば体表の手術などでは必要最小限でよい。全身状態が悪く、手術侵襲が大きくなるにつれて多項目の検査が必要となる。

B．前投薬

目的
- 不安を緩和することが目的となる。アトロピンをルーチンで用いる必要はない。

対象と方法
- 人見知りが始まる乳児後半から鎮静薬を必要とすることが多い。学童では薬物的鎮静だけでなく、丁寧な説明で理解を得た場合、お気に入りのビデオコンテンツや玩具、仮想空間などによるディストラクション、さらに最近は自ら麻酔導入に参加するアプリケーション[2]の利用で必ずしも鎮静薬が必要でなくなる。保護者同伴入室の効果については一定の見解はない。ただし保護者に立ち合いを強制することは望ましくない。

▇ Clinical tips ▇
- 保護者同伴入室では保護者の不安が子どもに大きく影響する。術前から保護者の不安を解消する様な説明を心がけるが、入室を遠慮してもらうことも選択肢とする。

薬物
①ミダゾラム：経口や坐剤として用いられることが多い。経口や坐剤として用いる場合は0.5mg/kg、上限10mgとしている。投与後20分前後で効果が発現するので投与後の転倒、ベッドからの転落に注意。半減期も2時間と短い。

②ジアゼパム：抗不安作用が強い。剤形としては散薬、シロップ、錠剤があり、年齢に応じて使い分けるが、比較的年長児に向く。0.5mg/kgを標準として症例によって増減する。効果発現に時間がかかるため1時間前に投与する。血中半減期は20〜80時間と長い。

C．絶飲食
- 標準的な絶飲食時間は固形物およびミルク6時間、母乳4時間、清澄水2時間である。長時間の絶飲食が必要となる場合は輸液を開始し脱水・低血糖を予防する。
- 日帰り手術などでは保護者が必要以上に絶飲食時間を長く取ることがある。何時に食事、何時にどれくらい水分を摂取するなど具体的な摂食指示を出す。水分も具体的に飲める飲料を指示する。

▇ Facts ▇
- 小児の清澄水については制限時間を短縮してもよいという論文が多くなっている。手術室に呼ばれるまで清澄水を飲ませても10,015例中誤嚥は3例のみ（0.03%）であったという報告もある[3]。今後の研究の成果が待たれる。

参考文献
1) 宮坂実木子．LiSA 2020；27：310-3.
2) こどもに優しい医療研究会 https://groups.google.com/forum/#!topic/kodomoniyasashii2019/sx7jUKSJvOc（2020年4月30日閲覧）
3) Andersson H, et al. Pediatr Anesth 2015；25：770-7.

2. 小児の気道確保

名和　由布子

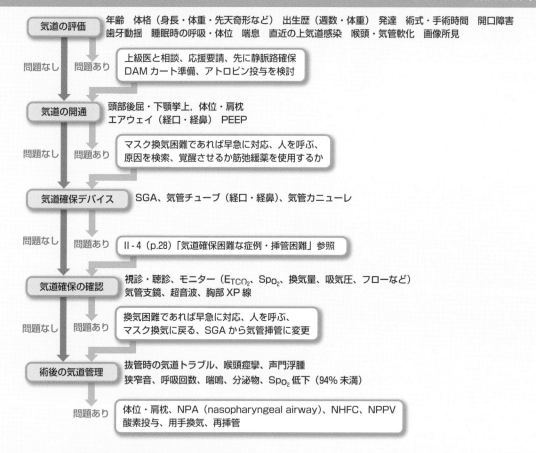

気道の評価 — 年齢　体格（身長・体重・先天奇形など）　出生歴（週数・体重）　発達　術式・手術時間　開口障害　歯牙動揺　睡眠時の呼吸・体位　喘息　直近の上気道感染　喉頭・気管軟化　画像所見

問題なし　問題あり — 上級医と相談、応援要請、先に静脈路確保　DAM カート準備、アトロピン投与を検討

気道の開通 — 頭部後屈・下顎挙上, 体位・肩枕　エアウェイ（経口・経鼻）　PEEP

問題なし　問題あり — マスク換気困難であれば早急に対応、人を呼ぶ、原因を検索、覚醒させるか筋弛緩薬を使用するか

気道確保デバイス — SGA、気管チューブ（経口・経鼻）、気管カニューレ

問題なし　問題あり — Ⅱ-4（p.28）「気道確保困難な症例・挿管困難」参照

気道確保の確認 — 視診・聴診、モニター（E_{TCO_2}、Sp_{O_2}、換気量、吸気圧、フローなど）　気管支鏡、超音波、胸部 XP 線

問題なし　問題あり — 換気困難であれば早急に対応、人を呼ぶ、マスク換気に戻る、SGA から気管挿管に変更

術後の気道管理 — 抜管時の気道トラブル、喉頭痙攣、声門浮腫　狭窄音、呼吸回数、喘鳴、分泌物、Sp_{O_2} 低下（94% 未満）

問題あり — 体位・肩枕、NPA（nasopharyngeal airway）、NHFC、NPPV　酸素投与、用手換気、再挿管

表　気道確保デバイスの特徴

	SGA	カフなし	カフあり
サイズ目安	メーカー推奨	ID：4＋4/年齢（mm）	ID：3.5＋4/年齢（mm）
換気量	○	△	○
PEEP	○	△	○
誤嚥の可能性	フィット良ければ少	あり	少ない
リーク	フィット良ければ少	あり	無
気管吸引	難	可能	可能
入れ替え可能性	少ない	あり	少ない
声門下合併症	なし	可能性あり	可能性あり
手術時間	短時間手術	長時間手術も可	長時間手術も可
腹腔鏡手術	△	△	○
死腔	大	小	小

■ フローチャート解説 ■

気道の評価

●麻酔前の気道の評価は重要で、年齢や体格、出生か

ら成長・発達、基礎疾患を把握しておく。学童前後では乳歯の動揺歯を確認する。アデノイドや口蓋扁桃肥大による呼吸障害や睡眠時無呼吸がある場合はその程

度や睡眠時の体位などを確認しておく。直近の上気道感染の既往は気道リスクが上昇する（I-6参照）。小児では緩徐導入が選択されることが多いが、気道リスクのある症例は麻酔導入に先立ち静脈路を確保し、アトロピンの投与を検討する。

気道の開通
● 乳児は頭部が大きく仰臥位では下顎を引いた姿勢となるため、胸骨切痕と外耳道の高さが一致するように肩枕を入れると気道確保体位になる。マスク換気時は、過剰な伸展や口腔底の圧迫により気道を閉塞しないよう注意する。気道確保が不十分なまま吸気圧をあげると胃送気されやすい。マスク換気困難な時は顔の向きを変える、エアウェイを挿入するなど迅速に対応する。小児は胸郭のコンプライアンスが高く、容易に無気肺を形成するため用手換気はPEEPをかけることを意識し、無呼吸時間の短縮につとめる。

気道確保デバイス
● 基本的な気道確保デバイスとしては声門上器具（supraglottic airway：SGA）、気管チューブがあり、気管チューブは小児ではカフありとなしの選択肢がある。SGAはメーカー推奨を参考に、体格にあわせたサイズを選択する。経口挿管が多いが、症例や術式によっては経鼻挿管を選択することもある。気管チューブは超薄型のポリウレタン素材の高容量・低圧カフがID3.0 mmから使用可能であり、早産・低出生体重児以外はカフ付きチューブを選択することが多い。それぞれの特徴を表に示す。チューブサイズの選択基準は複数あり、カフ付きチューブでは入れ替えの回数は少ないが、チューブの内径が小さくなると分泌物による閉塞のリスクや気道抵抗が上がることは認識しておく。カフ付きチューブ使用時は継続的にカフ圧をモニタリングし、20 cmH_2O以下で管理する[1]。長期間の使用や人工心肺や大量出血などで組織血流障害の可能性のある症例では慎重に使用する。

● 小児の気道の最狭窄部は軟部組織を含めると声帯の部分[2]、気管チューブの通過を制限するのは輪状軟骨部[3]など議論がある。重要なのは成人よりも細い気道の問題点を意識して管理することである。使用予定のデバイスと上下1サイズずつを準備し、いつでも気管挿管ができるよう筋弛緩薬とともに準備しておく。

● 気管挿管のための器具は、歴史的に乳児は直視型で直型のブレードを使用することが多いが、曲型でも声門の視認は同等とする報告もある。小児対応のビデオ喉頭鏡も使えるようにしておくとよい。気道確保困難・挿管困難については別項（Ⅱ-4）を参照。

● 気管切開症例は、陽圧換気が必要であればカフ付きへの交換を検討する。経口挿管に変更した場合は短時間で気管孔が狭窄してくることがある。

気道確保の確認
● 気道確保後の確認は、視診・聴診に加えて客観的な指標を用いることが望ましい。ETco_2に加えて呼吸パラメーター（吸気圧・換気量・フローなど）、気管支鏡、X線写真、超音波装置の活用も有用である[4]。聴診では胸壁聴診器を用いる施設もある。気管が短いので片肺挿管や事故抜去に注意し、顔の向きや体位変換によりチューブ先端位置が動くことを考慮して確実に固定する。

術後の気道管理
● 肩枕、側臥位など安静な呼吸が得られる体位を作る。乳児は基本的に鼻呼吸で、鼻腔の開通は重要で分泌物があれば吸引を行う。気道リスクのある症例ではnasal CPAPを含むnoninvasive positive pressure ventilation（NPPV）、nasal high flow cannula（NHFC）などの使用も検討しておく。モニタリングを継続し、安全であることを確認して帰室させる。

■ Facts ■
● 乳幼児は体重あたりの酸素消費量が多く、頻呼吸・頻脈で酸素供給を維持している。小児では低酸素による徐脈・心停止に至る時間は成人よりも短い。気道の抵抗は半径の4乗に比例し（Poiseuilleの法則）、小児の細い気道は粘膜の浮腫や分泌物などによる気道抵抗の増大の影響が大きい。

■ Clinical tips ■
● 小児の気道確保は術前の評価を行い、計画を立て、気道確保困難時は迅速な判断および対応ができるよう準備しておく必要がある。リスクのある症例は麻酔科医のみならず手術室スタッフと情報を共有しておく。小児のマスク換気手技にはばらつきがあり、筋弛緩・麻酔導入後は用手よりも圧規定の人工呼吸で胃送気が少なく、平均気道内圧が低いという報告もある[5]。日常的に小児症例のない施設であっても知識と技術のアップデートは必要で、使用可能な新しいデバイスや手技について学び、安全な気道管理を目指すことが望まれる。

参考文献
1) Tobias JD. Paediatr Anaesth 2015：25：9-19.
2) Litman RS, et al. Anesthesiology 2003：98：41-5.
3) Holzki J, et al. Paediatr Anaesth 2018：28：13-22.
4) Daniel SJ, et al. Paediatr Anaesth 2020：30：347-2.
5) Lee JH, et al. Paediatr Anaesth 2019：29：331-7.

3. 全身麻酔薬

菊地　千歌

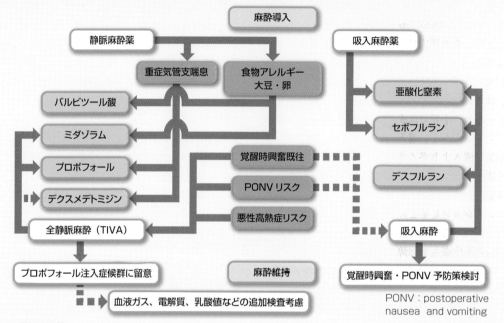

表1　静脈麻酔薬

静脈麻酔薬	導入	維持	静注以外に可能な投与経路	禁忌・留意事項
バルビツール酸	5〜6 mg/kg	適応なし	筋注、直腸	重症気管支喘息、循環不全 アジソン病、急性間歇性ポルフィリン症 動脈内、血管外誤注入で組織障害 酸性薬剤（ロクロニウム、レミフェンタニルなど）との混合で沈殿、ルート閉塞
ミダゾラム	0.1〜0.2 mg/kg	初回投与量を適宜追加 0.1〜0.3 kg/hr	筋注、経口*、直腸*、経鼻*	急性閉塞隅角緑内障、重症筋無力症、ショック
プロポフォール	2〜4 mg/kg	ステップダウン投与（表2）	なし	大豆油、卵黄レシチンなどに過敏症の既往 長期大量投与、プロポフォール症候群
デクスメデトミジン*	適応なし	45w-5y 0.2〜1.4μg/kg/hr ≧6y　0.2〜1.0μg/kg/hr	経口*、経鼻*	本剤に対する過敏症以外禁忌なし

*適応外使用

表2　プロポフォールのステップダウン投与法例

月齢・年齢	導入	投与開始からの時間					
		0〜10分	10〜20分	20〜30分	30〜40分	40〜60分	1時間以後
3カ月未満	3〜5mg/kg	25	20	15	10	5	2.5
3〜6カ月		20	15	10	5	5	2.5
6〜12カ月		15	10	5	5	5	2.5
1〜3歳		12	9	6	6	6	6
	導入	0〜15分	15〜30分	30〜60分	1〜2時間	2〜4時間	
3〜11歳	2.5mg/kg	15	13	11	10	9	

投与量：mg/kg/hr
（日本麻酔科学会医薬品ガイドラインより転載）

■ フローチャート解説 ■

●麻酔の三大要素は鎮静、鎮痛、無動化であり、単独の薬物で質の高い麻酔を達成することは困難である。特に小児では鎮静と鎮痛を分けて考えることが重要である。

小児の全静脈麻酔（TIVA）

●小児でも TIVA（total intravenous anesthesia）の有用性が示され、その適応は広がっている[1]。日本で入手可能なプロポフォールの TCI（target control infusion）ポンプは成人の薬物動態をもとにしているため16歳未満、体重30kg 未満の小児には使用できない。プロポフォールは、小児では成人に比してセントラルコンパートメントが大きく、導入・維持に必要な体重当たりの投与量は成人より多くなるが、context sensitive half time は成人より長く、覚醒までの時間は延長する。

●日本麻酔科学会医薬品ガイドラインでは、薬物動態シミュレーションをもとにしたステップダウン投与法（表2）が提案されている。ただし、この投与法は長時間投与時の血中濃度を保障するものではない。

●プロポフォールが禁忌の場合はミダゾラムやデクスメデトミジンが選択される。

プロポフォールと卵・大豆アレルギー

●卵黄レシチン、大豆油などに過敏症の患者へは、添付文書上投与禁忌である。学術的には、卵、大豆アレルギーの患者への投与を禁忌とする根拠は乏しい[2]。

プロポフォール注入症候群（propofol infusion syndrome：PRIS）

●約50%の死亡率を呈するプロポフォール投与の合併症である。代謝性アシドーシス、心電図異常、高脂血症、発熱、肝腫大、横紋筋融解などを呈する。ミトコンドリア機能障害が病態に関連すると考えられている。

●成人では > 5mg/kg/hr、> 48時間の投与がリスクとされる。小児報告例の年齢、投与時間、投与速度、総投与量の幅はそれぞれ9カ月〜15歳、0.67〜144時間、3〜70mg/kg/hr、4.1〜1697mg/kgである[3]。

吸入麻酔

●セボフルランが最も広く使用されている。セボフルランの1MACは、新生児：3.3%、6カ月〜12歳：2.5%である。デスフルランは喉頭痙攣など気道合併症のリスクが増加するため緩徐導入には推奨されない。喘息や上気道症状のある児で麻酔中の末梢気道狭窄が報告されている。デスフルランの1MACは、新生児：9.2%、6〜12カ月：9.9%、1〜5歳：8.6%、5〜12歳：8%である[4]。呼気の再利用が発生する可能性のある新鮮ガス流量より低流量で麻酔を行う際には吸入酸素濃度や吸入麻酔薬濃度に留意してモニタリングする（例：1回換気量40mL、吸気時間1秒の場合、理論的には新鮮ガス流量2.4L/min以下で呼気の再利用が起る）。

小児の脳波モニター

●小児の麻酔中のBISの解釈は難しく、特に乳児ではBIS値と麻酔深度の関連は明らかでない。乳児・学童に比較して幼児でBIS値が高く表示される傾向がある。また4%以上の高濃度セボフルランではBIS値が上昇に転じることも報告されている[5]。脳波上てんかん波様波形が出るためと考えられている。BIS値のみではなく波形の観察が重要である。

■ Facts ■

●小児の発達脳に対する全身麻酔薬の影響について、3つの大規模前向き臨床研究（PANDA Study、MASK Study、GAS Study）が米国の官民共同団体SmartTotsのサポートにより行われた。2020年5月現在、3歳未満の児への単回・短時間の全身麻酔はその後の発達に影響を及ぼさないという結果が報告されている。この結果は小児の発達脳に対する麻酔薬の影響に関する疑問にすべて答えるものではない。

■ Clinical tips ■

● TIVA にこだわらず、プロポフォールとセボフルランを組み合わせて維持し、覚醒に向けてはセボフルランを早めに投与終了する方法でも、PONVや覚醒時興奮の発生予防には効果的である。

●患児がマスクや吸入麻酔薬のにおいに拒否反応を示し、緩徐導入が困難となることもしばしば経験する。前投薬で鎮静する、亜酸化窒素の投与から開始する、遊びを取り入れながら導入するなどで緩和できる。

●小児の薬物動態・薬力学データは蓄積されてはきているものの年齢や個人差が大きく予測困難である。麻酔深度のモニタリングも未知な部分が多い。無麻酔・浅麻酔の弊害は当然のことながら、麻酔薬の投与自体の弊害の可能性も無視できない。確実な鎮痛により全身麻酔薬の投与量を最小限にすることが可能となる。

参考文献

1) Anderson BJ, et al. Anesthesiology 2019；131：164-85.
2) Martínez S, et al. J Investig Allergol Clin Immunol 2019；29：72-4.
3) Hemphill S, et al. Br J Anaesth 2019；122：448-59.
4) Taylor R, et al. Anesthesiology 1991；75：975-9.
5) Rigouzzo A, et al. Paediatr Anaesth 2019；29：250-7.

4. 術中鎮痛薬

菊地　千歌

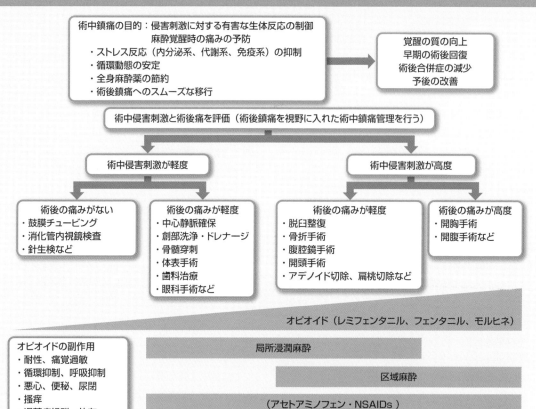

術中鎮痛の目的：侵害刺激に対する有害な生体反応の制御
麻酔覚醒時の痛みの予防
・ストレス反応（内分泌系、代謝系、免疫系）の抑制
・循環動態の安定
・全身麻酔薬の節約
・術後鎮痛へのスムーズな移行

覚醒の質の向上
早期の術後回復
術後合併症の減少
予後の改善

術中侵害刺激と術後痛を評価（術後鎮痛を視野に入れた術中鎮痛管理を行う）

術中侵害刺激が軽度

術中侵害刺激が高度

術後の痛みがない
・鼓膜チュービング
・消化管内視鏡検査
・針生検など

術後の痛みが軽度
・中心静脈確保
・創部洗浄・ドレナージ
・骨髄穿刺
・体表手術
・歯科治療
・眼科手術など

術後の痛みが軽度
・脱臼整復
・骨折手術
・腹腔鏡手術
・開頭手術
・アデノイド切除、扁桃切除など

術後の痛みが高度
・開胸手術
・開腹手術など

オピオイド（レミフェンタニル、フェンタニル、モルヒネ）

オピオイドの副作用
・耐性、痛覚過敏
・循環抑制、呼吸抑制
・悪心、便秘、尿閉
・搔痒
・退薬症候群、依存
・免疫の抑制

局所浸潤麻酔

区域麻酔

（アセトアミノフェン・NSAIDs）

多角的鎮痛　multimodal analgesia

表　小児におけるオピオイドの薬物動態

	レミフェンタニル	フェンタニル	モルヒネ
投与量	持続静注： 0.25～1.3μg/kg/min	静注：1～2μg/kg 持続静注：5～20μg/kg/hr 硬膜外：1.5μg/kg	静注：50～75μg/kg 持続静注：10～50μg/kg/hr 硬膜外：30～50μg/kg
術中に注意すべき 有害事象	筋硬直、呼吸抑制、心拍数低下、 血圧低下、シバリング	筋硬直、呼吸抑制、血圧低下、 PONV	呼吸抑制、血圧低下、PONV、 喘息
Context sensitive half time	投与時間により延長しない 年齢による差なし	シミュレーション上 小児＜成人	年齢差不明
分布容積	新生児・乳児＞幼児・学童・成人	新生児・乳幼児＞学童・成人	生後約1カ月で成人の半分
クリアランス	2カ月以下で最も大きい	乳幼児で最も大きい	糸球体濾過率（GFR）と相関
代謝	血漿非特異的エステラーゼ による加水分解	肝 Phase 1 CYP3A4	肝 Phase2（グルクロン酸抱合） UGT2B7
代謝産物	薬効なし	薬効なし	M6Gに薬効あり
排泄	腎	腎	腎
小児薬物動態 study	Davis 1999 Ross 2001	Katz 1993 Ginsberg 1996	Bouwmeester 2004

PONV：Post operative nausea and vomiting、CYP：Cytochrome P450、UGT：Uridine diphosphate glucuronosyltransferase、M6G：Morphine-6-glucuronide

●術中鎮痛の目的は、侵害刺激に対する有害な生体反応の制御と麻酔覚醒時の痛みの予防である。適切な鎮痛と必要最小限の全身麻酔薬の投与により覚醒の質の向上、早期の回復、合併症の減少、予後の改善が期待できる。

鎮痛計画

●術中の侵害刺激だけではなく術後の痛みの程度も考慮して術中鎮痛を計画する。鎮痛評価は、心拍数や血圧、呼吸数、体動などで行うが、これらは鎮静薬の投与量や循環血液量によっても変化する。オピオイドは、薬物動態・薬力学の年齢や発育程度などによる個人差が大きいことや、副作用が強調される可能性があるため、オピオイドのみに偏らない多角的鎮痛を心掛ける。（術後鎮痛、区域麻酔は他項参照）。

小児におけるオピオイドの薬物動態[1]

●薬物動態には、体組成（脂肪、水分の割合）、臓器機能の発達、遺伝的要因、疾患、心拍出量などが影響する。レミフェンタニルとフェンタニルの小児における特徴は、成人と比べて分布容積とクリアランスが大きいことである。同じ血中濃度を得るためには成人より初期投与量、維持投与量ともに多く必要となる。モルヒネは新生児領域でも広く使われてきたが、調節性が低く、近年では術中鎮痛に用いられることは少ない。

小児におけるストレス反応の特徴[2]

●侵害刺激は、コルチゾールやアドレナリン、ノルアドレナリン、グルカゴンなどのストレスホルモンの分泌を増加させる。これらのホルモンは血中の免疫細胞を活性化して抗炎症性サイトカインを放出させる。損傷が起きた局所では、炎症性サイトカインが放出される。小児では成人に比べて、ストレスホルモンの分泌増加の時間が短く、程度が大きい。抗炎症反応の年齢による変化は認められていないが、炎症反応は年齢とともに変化し、1歳を境に炎症反応が優位となる。成人同様、新生児を含む小児でもストレス反応の制御が良好な転帰につながる。

■ Facts ■

薬物代謝酵素、腎機能の発達

● CYP3A4は、生後2週で機能し始め、1カ月で成人の3〜4割、3歳ごろに成人と同等に機能する。UGT2B7は生後3カ月ごろまでに成人と同等に機能する[3]。GFRは、出生時は成人の約2割、生後2週で4割、1〜2歳までに成人と同等となる。

■ Clinical tips ■

レミフェンタニル

●代謝は臓器機能の影響を受けないため、新生児でも投与時間に関わらず効果消失時間が早い。ただし、術中維持輸液の速度が遅い小児では、ルート内のレミフェンタニルがフラッシュされることにより予期せぬ筋硬直や呼吸抑制を起こすことがある。特に抜管後は注意する。循環抑制は臨床投与量であれば問題となることは少ない。シバリングは高用量投与と関連し、年少児よりも学童以上でみられる。耐性や痛覚過敏は高用量投与、長期投与、急激な投与中止などがリスク因子である。小児では $0.6\,\mu g/kg/min$ 以上の投与で術後のフェンタニル投与量が増加したとの報告がある[4]。

フェンタニル

● Ginsbergらの薬物動態モデルによるシミュレーション[5]では、小児のcontext-sensitive half time（CSHT）は成人よりも短い。日常臨床上、薬効に関しても、学童以上の児よりも乳児・幼児の方が効果消失が速い印象である。著者の施設の術中フェンタニル総投与量は、区域麻酔を併用した開腹手術などでは $3\sim8\,\mu g/kg$、当日抜管する先天性心疾患根治術では、レミフェンタニルの有無に関わらず $30\,\mu g/kg$ 前後である。侵襲の小さい手術でも総投与量 $2\,\mu g/kg$ 程度であればフェンタニルが原因の覚醒遅延は少ない。$1\,\mu g/kg/回$を目安にタイトレーションしながら投与する。投与量とタイミングはCSHTと術後鎮痛への移行を念頭に置いて決定する。

術中鎮痛から術後鎮痛への移行

●アセトアミノフェンやNSAIDsの術中投与の利点に関する明らかなデータはないが、覚醒前の投与により術後鎮痛へのスムーズな移行が期待できる。アセトアミノフェンの直腸投与は最高血中濃度到達時間まで1時間以上を要する。短時間手術の際は手術開始前に投与する。直腸投与の生物学的利用率は経口より低い。経口量より多い20mg/kgを目安に投与する。フルルビプロフェン（ロピオン®、1mg/kg）は、GFRが成人と同等となる2歳以上から投与するのが安全であろう。

参考文献

1) Ziesenitz VC, et al. Clin Pharmacokinet 2018；57：125-49.
2) Yuki K, et al. Transl Perioper Pain Med 2017；2：1-12.
3) Lu H, et al. J Pediatr Pharmacol Ther 2014；19：262-76.
4) Kim SH, et al. Anesthesiology 2013；118：337-43.
5) Ginsberg B, et al. Anesthesiology 1996；85：1268-75.

5. 小児の周術期輸液管理

小原　崇一郎

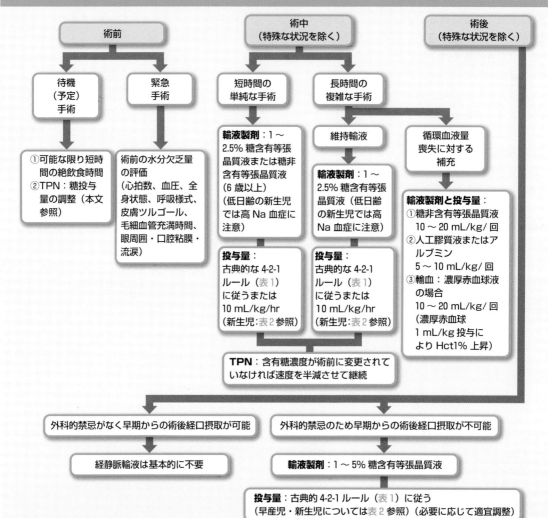

表1　維持水分量の計算式（Holiday-Segar 4-2-1 Rule）

体重 [kg]	時間当たり必要量 [mL/hr]	1日当たり必要量 [mL/day]
0〜10	4×BW	100×BW
10〜20	40+2×（BW−10）	1,000+50×（BW−10）
20〜	60+1×（BW−20）	1,500+20×（BW−20）

BW：体重［kg］
発熱時、平熱より1℃上昇につき10%増量

表2　新生児における維持水分量

日齢［day］	必要な水分量［mL/kg/day］	
	正期産児、LBW	VLBW、ELBW
0〜1	50〜60	80〜90
2	70〜80	120
3	100〜120	150
4	120〜150	150
5<	150〜180	180

LBW（low birth weight）：低出生体児（出生体重＜2.5 kg）
VBW（very low birth weight）：極低出生体児（出生体重＜1.5 kg）
ELBW（extremely low birth weight）：低出生体児（出生体重＜1.0 kg）
（Murat I, et al. Best Pract Res Clin Anaesthesiol 2010；24：365-74より改変）

■ フローチャート解説 ■

術前管理

①術前絶飲食時間：低血糖リスクの低減、脂肪分解の回避、ホメオスターシスの改善などの代謝の観点だけなく、脱水の回避、胃酸pH上昇、患児の空腹感や口渇感の改善などの観点から、短縮化が推奨される。

②術前の水分欠乏量評価：体重の減少度が最も信頼性が高い可能性があるが、非脱水時体重の正確な把握は臨床上困難である。呼吸様式、心拍数、血圧、中枢温と末梢温の差、毛細血管充満時間、検査上の乳酸値や塩基欠乏値などから総合的に推測する。

術中管理

①輸液製剤の種類[1, 2]：乳酸リンゲル液や酢酸リンゲル液などの等張晶質液が推奨される。低張液や生理食塩液と比較して等張晶質液は低Na血症や高Cl性代謝性アシドーシスの危険性が低い。

②糖含有の有無[1, 2]：従来は低血糖による神経学的後遺症の懸念から小児の術中輸液として5%糖含有輸液が用いられることがあったが、現在は、低血糖や脂肪分解、高血糖の回避のためには維持輸液として1〜2.5%糖含有輸液で十分である。ただし、乳児以降の小児に対する1時間未満の短時間の手術で術前・術後の絶飲食時間が短時間であれば糖含有輸液でなくてもよい。新生児、発育不良、長時間の手術といった低血糖リスクが中等度である場合には1〜2.5%糖含有等張晶質液で開始する。低出生体重児、敗血症児、糖尿病母体児といった低血糖リスクが高い場合には2.5〜5%糖含有等張晶質液を維持輸液として使用してもよい。閾値（絶対値や時間）は不明であるが低血糖は中枢神経系障害を来しうるため、血糖変動のリスクがある症例では定期的な血糖値の測定を怠らない。術前に中心静脈栄養（total parenteral nutrition：TPN）を受けている場合、TPN継続下での手術侵襲に伴うストレスホルモンによる高血糖およびTPN中断による低血糖の双方を回避するため、TPN濃度を半量としたものへの変更または術前と同じ糖濃度TPNの投与速度の半減などの対応が求められる。

③投与量[1, 2]：ベースライン輸液として1〜2.5%糖濃度の等張晶質液を古典的な4-2-1ルールに従った速度（表1）または10 mL/kg/hrで開始し、必要に応じて調整する。術前からの長時間の絶飲食、消化器症状（嘔吐、下痢）、出血や術中不感蒸泄の増大などに対する輸液負荷としては糖を含まない等張晶質液を10〜20 mL/kgずつ必要に応じて繰り返し投与する。大量出血に伴う不安定な循環動態に対する輸液として晶質液と膠質液のどちらがより効果的であるかについて、結論はでていない。

④輸液管理の指標：成人の目標指向型輸液療法（goal-directed fluid therapy：GDT）で用いられている1回拍出量変動（stroke volume variation：SVV）、動脈圧波形解析に基づく動的指標（pulse pressure variation：PPV）、パルスオキシメータ上の灌流指標（pulsatile index：PI）などの指標は、現段階では小児において信頼性が高いとはいえない。これらの指標と比較して大動脈血流ピーク速度の呼吸性変動（ΔVpeak）の信頼性が高い可能性があるが[3]、臨床での汎用は難しい。現状ではバイタルサインや乳酸値、塩基欠乏値などを含めて総合的に判断する。抗利尿ホルモンや腹腔鏡手術の気腹などの影響のため、術中の尿量は必ずしも信頼性が高くはない[1]。

術後管理

● 術後低張液の投与により医原性低Na血症が発生しうる。術後24〜48時間は糖含有等張晶質液を投与するのが安全である。また、外科的禁忌がないのであれば麻酔覚醒後速やかに経口摂取を開始する。

■ Facts ■

● 低張液投与に伴う術後低Na血症の発症率が40%であったとする研究結果がある[4]。

● 新生児においても、周術期低張液投与が低Na血症の潜在的リスクになる[5]。

● 新生児の低血糖の治療閾値に関して明確なコンセンサスはないが、周術期は50 mg/dL以上を維持する。

■ Clinical tips ■

● 小児領域でも術後回復力強化プロトコール（ERAS protocol）の導入の潮流があり、術前絶飲食時間の短縮化、術中輸液管理、術後早期からの経口摂取開始をはじめとして周術期輸液管理の重要性が増している。小児においても低張液輸液や過剰輸液などにより有害事象が発生しうることを念頭に管理する。

参考文献

1) Sümpelmann R, et al. Paediatr Anaesth 2017；27：10-8.
2) Datta PK, et al. Anesth Essays Res 2017；11：539-43.
3) Gan H, et al. Anesth Analg 2013；117：1380-92.
4) Choong K, et al. Pediatrics 2011；128：857-66.
5) Edjo Nkilly G, et al. Br J Anaesth 2014；112：540-5.

6. 上気道感染症と喘息

篠﨑　友哉

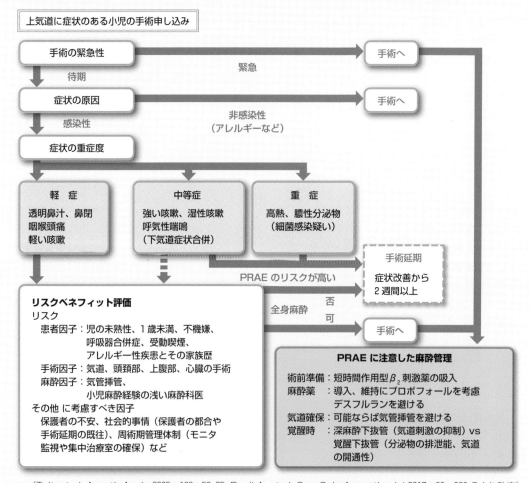

上気道に症状のある小児の手術申し込み

手術の緊急性 → 緊急 → 手術へ

待期

症状の原因 → 非感染性（アレルギーなど） → 手術へ

感染性

症状の重症度

軽 症	中等症	重 症
透明鼻汁、鼻閉 咽喉頭痛 軽い咳嗽	強い咳嗽、湿性咳嗽 呼気性喘鳴 （下気道症状合併）	高熱、膿性分泌物 （細菌感染疑い）

PRAE のリスクが高い

手術延期
症状改善から
2週間以上

全身麻酔　否
　　　　　可 → 手術へ

リスクベネフィット評価
リスク
　患者因子：児の未熟性、1歳未満、不機嫌、
　　　　　　呼吸器合併症、受動喫煙、
　　　　　　アレルギー性疾患とその家族歴
　手術因子：気道、頭頚部、上腹部、心臓の手術
　麻酔因子：気管挿管、
　　　　　　小児麻酔経験の浅い麻酔科医
　その他 に考慮すべき因子
　　保護者の不安、社会的事情（保護者の都合や
　　手術延期の既往）、周期期管理体制（モニタ
　　監視や集中治療室の確保）など

PRAE に注意した麻酔管理
術前準備：短時間作用型 β_2 刺激薬の吸入
麻酔薬　：導入、維持にプロポフォールを考慮
　　　　　デスフルランを避ける
気道確保：可能ならば気管挿管を避ける
覚醒時　：深麻酔下抜管（気道刺激の抑制）vs
　　　　　覚醒下抜管（分泌物の排泄能、気道
　　　　　の開通性）

(Tait, et al. Anesth Analg 2005；100：59-65, Regli A, et al. Curr Opin Anaesthesiol 2017；30：362-7 より改変)

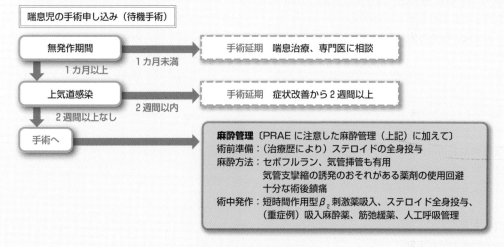

喘息児の手術申し込み（待機手術）

無発作期間 → 1カ月未満 → 手術延期　喘息治療、専門医に相談

1カ月以上

上気道感染 → 2週間以内 → 手術延期　症状改善から2週間以上

2週間以上なし

手術へ →

麻酔管理〔PRAE に注意した麻酔管理（上記）に加えて〕
術前準備：（治療歴により）ステロイドの全身投与
麻酔方法：セボフルラン、気管挿管も有用
　　　　　気管支攣縮の誘発のおそれがある薬剤の使用回避
　　　　　十分な術後鎮痛
術中発作：短時間作用型 β_2 刺激薬吸入、ステロイド全身投与、
　　　　　（重症例）吸入麻酔薬、筋弛緩薬、人工呼吸管理

■ フローチャート解説 ■

●術前2週間以内の急性上気道炎や喘息は、喉頭痙攣や気管支痙攣、酸素飽和度低下、息こらえ、強い咳嗽などの周術期呼吸関連有害事象（perioperative respiratory adverse event：PRAE）のリスク因子である[1]。

上気道症状がある児の周術期対応

●非感染性病態との鑑別や、PRAEのリスクが高い下気道症状や細菌感染が疑われる症状の有無の確認をする[2,3]。最終的にリスクベネフィットを評価して全身麻酔の可否を判断する。

●全身麻酔を施行する場合、PRAEを可能な限り回避する麻酔方法を選択する。①術前管理：ミダゾラムによる前投薬はPRAEのリスクを高くする。短時間作用型β₂刺激薬であるサルブタモールの術前吸入はPRAEのリスクを減少させる。②麻酔薬：プロポフォールは喉頭痙攣や気管支痙攣を抑制するが、気管支拡張作用が弱い。吸入麻酔薬には気管支拡張作用があるが、デスフルランは気道刺激性が強く、高濃度では気道抵抗が高くなる。③気道管理：マスクや声門上器具を優先するが、気管挿管では、気管内吸引が可能で、喉頭痙攣の危険性が少ない。また、カフ付きチューブはリークを減らすため適切な換気が可能である。④覚醒時：気管内吸引をする場合、深麻酔下で行う。抜管は、挿管よりもPRAEのリスクが高い。抜管方法（深麻酔下、覚醒下）については意見が分かれる。

●手術を延期する場合、その期間については症状改善後から最低2週間以上を考慮する。ただし、症状が改善しても気道過敏性は残存している可能性がある。乳幼児は1年間に6〜8回急性上気道炎に罹患するため、手術のタイミングを逃さないようにする。

喘息児の周術期対応

●小児気管支喘息治療・管理ガイドライン（JPGL）2017を引用して、フローチャートを作成した[4]。

●術前評価では、喘息の未診断、またはコントロール不良の患者を同定することが大切である。問診で、喘息の使用薬物とその使用量、無発作期間や最近の上気道炎症状の有無を確認する。場合により、小児科医に相談する。また、麻酔薬や手術用品によるアレルギーに注意する。

●術前管理では、短時間作用型β₂刺激薬の吸入が挿管時の気管支攣縮を予防する。また、過去6か月以内のステロイドの全身投与歴や高用量のステロイド吸入薬を長期間使用している場合は、術前からステロイドの全身投与をする。

●麻酔方法は基本的に上気道炎症状のある場合と同じ

であり、さらに以下を考慮する。①PRAEを誘発するおそれのある薬物（デスフルラン、チオペンタール、モルヒネ）を可能ならば避ける[5]。②気管挿管では、挿管や抜管におけるPRAEのリスクは高いが、術中発作時の気道確保や気管内吸引、気管支拡張薬の吸入や人工呼吸管理などの治療において適切に対処することができる。③不十分な術後鎮痛もPRAEのリスクである。④術中発作では、短時間作用型β₂刺激薬の吸入とステロイドの全身投与をする。さらに重症例では、気管挿管による人工呼吸管理を行い、吸入麻酔薬や適切な換気と循環動態の安定のために筋弛緩薬も有効である。

■ Facts ■

PRAEの発生率、相対危険度

●上気道炎症状あり25〜30%（症状なし12〜18%）[2]

●透明鼻汁1.49、乾性咳嗽1.71、膿性鼻汁3.12、湿性咳嗽3.42（vs症状なし）[3]

●気管挿管2.94（vsラリンジアルマスク）、3.52（vsマスク）

●セボフルラン2.60（vsプロポフォール、麻酔維持）[3]

■ Clinical tips ■

●術前に急性上気道炎や喘息の重症度、またリスクベネフィットを評価して、全身麻酔の可否を判断する。

●麻酔管理では、可能であれば、気管挿管を避けて、麻酔薬にはプロポフォールを用いる。覚醒時の抜管方法や術後鎮痛にも留意する。

●術前に上気道炎症状がある場合、症状改善から最低2週間をあけて再評価する。喘息症状がある場合は、専門医へのコンサルトを考慮する。

参考文献

1) Regli A, et al. Curr Opin Anaesthesiol 2014；27：288-94.
2) Regli A, et al. Curr Opin Anaesthesiol 2017；30：362-7.
3) von Ungern-Sternberg BS, et al. Lancet 2010；376：773-83.
4) 福家辰樹. 第12章日常管理　4. 手術時の対応. 荒川浩一, 足立雄一, 海老澤元宏, 他. 小児気管支喘息治療・管理ガイドライン2017. 東京：協和企画；2017. p.204-7.
5) Regli A, et al. Curr Opin Anaesthesiol 2014；27：295-302.

7. 麻酔からの覚醒と抜管・術後のモニタリング

北村　祐司

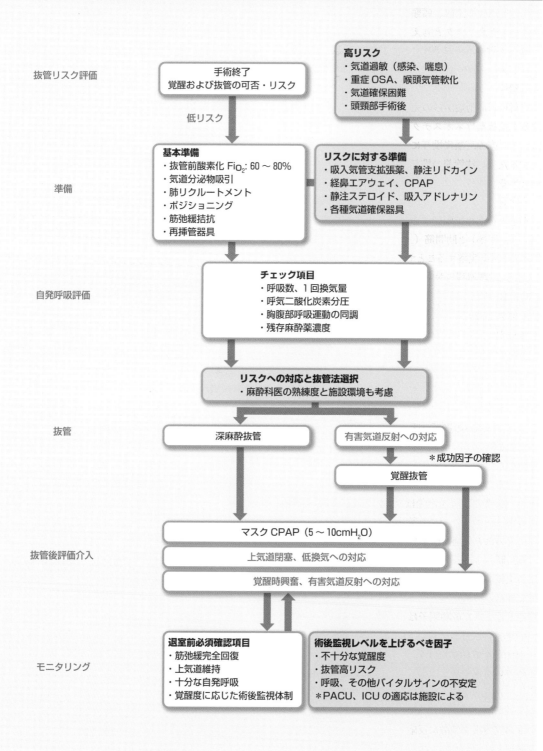

■ フローチャート解説 ■

●**抜管リスク評価**：麻酔から覚醒させ、抜管するタイミングとして適当か、患者背景、術式、全身状態、酸素化能などから総合的に評価する。抜管に進む場合、気道過敏、重症 OSA（閉塞性睡眠時無呼吸）、喉頭気管軟化、気道確保困難、頭頸部手術後などは呼吸関連有害イベント高リスクと考える[1]。

●**準備**：覚醒させる前に気道分泌物の吸引、肺リクルートメント、気道開通に有利な頭頸部ポジショニング（肩枕の使用など）を行う。必要に応じた筋弛緩拮抗を行い、筋弛緩からの完全回復（TOF100%）を確認する。拮抗薬はネオスチグミンよりもスガマデクスが優れる。高濃度酸素投与による吸収性無気肺形成を予防するため、抜管前の投与酸素濃度は 60〜80% 程度にとどめることが推奨されている[2]。

●**自発呼吸評価**：抜管前の自発呼吸で呼吸筋運動の回復過程と正常化を確認する。呼吸筋運動の回復は、横隔膜（上腹部）と肋間筋（上部胸郭）の運動の大きさとタイミングを観察することで評価することができる。麻酔からの覚醒過程においては肋間筋の回復がより遅れるため、吸気時に胸郭が陥凹する奇異性呼吸や、上部胸郭の拡大が遅れた不同調な呼吸を認める[3]。抜管前に上気道の開存を司る咽頭筋の機能回復までを評価することは困難であるが、肋間筋よりも更に麻酔薬による抑制を受けやすい性質を考えれば、少なくとも肋間筋の機能が回復していない状態での抜管は上気道閉塞のリスクがより高いことが予想できる。このような麻酔薬による呼吸、気道への影響は吸入麻酔薬や筋弛緩薬の残存でより顕著だが、静脈麻酔薬でも認められる。自発呼吸の有無のみで抜管のタイミングを図ることは危険である。

●**抜管方法の選択**：覚醒抜管と深麻酔抜管に大別されるが、両者の明確な定義はない。どちらが安全かは、患者因子だけでなく麻酔科医の熟練度が関係する。覚醒に近いほど気道の開通は維持されるが有害気道反射や覚醒時興奮のリスクが高まる。深麻酔抜管では抜管後の上気道閉塞リスクに対する適切な介入や監視が前提となるため、熟練と施設環境が必要である。覚醒抜管における独立成功因子は、顔をしかめる、自発開眼、目的動作、1 回換気量 > 5mg/mL、共同注視であり、1〜2 因子で成功率 88.4%、5 因子が揃うと 100% と報告されている[4]。深麻酔抜管はとくに気道過敏性が高い患児で選択される。吸入麻酔薬では 1.5MAC 以上が目安となる。有害反射の回避を目的とする場合、少なくとも口腔内吸引刺激に反応しない程度以上の麻酔深度が必要と考えられる。

●**薬物による有害気道反射予防**：抜管前後の有害反射を予防するために、プロポフォールやオピオイドなどの麻酔薬の残存を利用する手法がある。有効である反面、気道閉塞や呼吸抑制のリスクを伴う。一方、1mg/kg 程度のリドカイン静脈投与は、覚醒や呼吸への影響なく有害気道反射を予防するため有用である。

●**加圧抜管**：抜管時の単回肺加圧手技が抜管後の酸素化維持を向上させるという報告がある[2]。抜管前に肺容量を回復させておくことは機能的残気量（functional ressidual capacity：FRC）が小さい年少児ほど重要である。吸引抜管は逆効果であり、少なくとも小児では推奨されない。

●**抜管直後の CPAP**：抜管直後の 5〜10cmH$_2$O のマスク CPAP は、気道の開通を診断しながら、開通維持と FRC の回復にも寄与する手技として推奨される。

●**術後モニタリング**：パルスオキシメトリーが最低限必須のモニターとなる。他にカプノグラフィーやインピーダンスによる呼吸運動モニタリングなどがある。覚醒度および気道呼吸リスクに応じて、術後管理ユニットと監視レベルを差別化する。

■ Facts ■

APRICOT study（Anaesthesia Practice In Children Observational Trial）[5]

●小児麻酔における危機的事象に関する観察研究プロジェクト（欧州 33 カ国 261 施設、2014〜15 年、対象 30874 症例）による呼吸関連合併症が起きるタイミング比。喉頭痙攣［覚醒・抜管時 43.6%/導入時 35.0%/維持中 18.2%/術後ユニット 3.2%］、気管支痙攣［覚醒・抜管時 41.7%/導入時 29.5%/維持中 24.7%/術後ユニット 4.0%］。

■ Clinical tips ■

●著者が考える安全な抜管のポイントは、吸入麻酔を残さない、抜管前の自発呼吸様式の観察（特に肋間筋の機能回復）、そして抜管直後の CPAP である。深麻酔抜管の場合も直前までは覚醒抜管同様に進め、リドカインとプロポフォールで一時的な深麻酔を得て抜管している。

参考文献
1) von Ungern-Sternberg BS, et al. Lancet 2010；376：773-83.
2) Veyckemans F, et al. Paediatr Anaesth 2020；30：331-8.
3) Ochiai R, et al. Anesthesiology 1989；70：812-6.
4) Templeton TW, et al. Anesthesiology 2019；131：801-8.
5) Habre W, et al. Lancet Respir Med 2017；5：412-25.

8. ICUでの鎮静・搬送のケア

小泉　沢

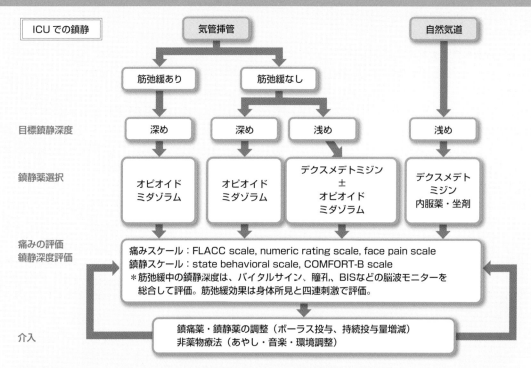

人工呼吸管理中 主な鎮痛薬・鎮静薬	経静脈的持続投与量（目安）	留意事項
塩酸モルヒネ	10〜40μg/kg/hr	ヒスタミン遊離作用あり
フェンタニル	1〜3μg/kg/hr	ボーラス投与時の胸壁強直に注意
ミダゾラム	0.1〜0.3mg/kg/hr	
デクスメデトミジン	6歳未満 0.2〜1.4μg/kg/hr 6歳以上 0.2〜1.0μg/kg/hr	徐脈、洞停止に注意、ローディングは高血圧を呈するため行わない
プロポフォール	禁忌	プロポフォール注入症候群

気管挿管患者　施設内搬送時チェックリスト

	☐ 搬送ルート・時間・人員（役割分担）
気道・呼吸	☐ 気管チューブ固定と先端位置確認（単純Ｘ線など）
	☐ 移動前吸引、ポータブル吸引器の必要性
	☐ マスク（計画外抜管時プラン）
	☐ 用手補助換気装置（自己膨張式バッグあるいは流量膨張式バッグ）
	☐ 酸素ボンベ残量確認 使用可能量（L）＝ボンベ内容積（L）×圧力計指示値（MPa）×10×0.8（安全係数）
循環	☐ 循環作動薬・輸液・輸血製剤の残量確認
神経	☐ 移動前の鎮痛薬・鎮静薬・筋弛緩薬追加の必要性・持参薬の有無
その他	☐ 体温管理・保温の必要性
	☐ ドレーンなどデバイス確認
	☐ モニター（カプノグラム含む）
	☐ 輸液ポンプ・シリンジポンプなどの動作確認、各種機器バッテリー

A．ICUでの鎮静
■ フローチャート解説 ■

●**人工呼吸管理中の鎮静の目的**：①不安の緩和と快適性の確保、②安全管理（計画外抜管防止など）、③酸素消費量の軽減、④人工呼吸器の同調性改善

●**目標鎮静深度の設定**：鎮静は浅すぎても深すぎてもいけない。過少な鎮静は苦痛とストレス反応を引き起こし危険行為の原因になる。過剰な鎮静は人工呼吸管理日数を延長させる。患者の快適性を確保し鎮静薬に伴う合併症を軽減するためには、患者ひとりひとりにおいて、病勢に応じた目標鎮静深度を設定し、その鎮静深度を維持するよう鎮静薬投与量を調整することが必要となる。目標鎮静深度は多職種で日々検討する。小児本人から治療に関する理解と協力を得ることは困難なことが多く、成人と比べて深めの鎮静を要することが多い。小児において浅め深めに明確な定義はないが、著者は、穏やかに覚醒している、あるいは声かけや優しい触知に反応する状態を浅め、不快な身体刺激にのみ反応する、あるいは刺激に反応がない状態を深めの鎮静深度と考えている。

●**鎮静薬選択**：鎮痛優先の鎮静管理を行う。浅めの鎮静ではデクスメデトミジンを選択することが多いが、単剤では挿管中の安全管理には不十分なこともある。ミダゾラムは小児でもせん妄発症との関連が示唆されているが、他薬物をより推奨する強いエビデンスもまだない。深めの鎮静では、まずオピオイドとミダゾラムの経静脈的持続投与が主に選択される[1]。数日以上の長期鎮静となる場合は、単一薬物の投与量増大による有害事象や耐性、離脱症候群を予防するために、多角的な薬物選択（内服薬の追加など）を行う[1]。

●**評価**：鎮静深度は痛みがコントロールされた状態で評価する。小児鎮静スケールには state behavioral scale や COMFORT-behavioral scale がある[2]。成人で一般的な Richmond agitation-sedation scale を小児患者に応用したとの報告もある。Bispectral index（BIS）のアルゴリズムは成人脳波データを基に作成されているため、発達に伴い脳波が変化していく小児における解釈に結論は出ていないが、鎮静スケール評価が困難な筋弛緩中に有用な可能性はある。

●**介入**：薬物療法だけでなく、非薬物療法を含めて包括的に対応する[1]。非薬物療法としては、あやし、おしゃぶり、新生児に対するポジショニングやホールディングといわれる四肢屈曲位での包み込み、好みの音楽・動画、光の調節や騒音削減などの環境調整が含まれる。

■ Clinical tips ■

●人工呼吸管理中の不穏興奮は、鎮静薬のみの問題ではないことも多く、系統的な診察と鑑別を行う。気道：気管チューブ位置異常・閉塞、喀痰貯留。呼吸：低酸素血症、換気障害、人工呼吸器非同調。循環：循環不全。神経：痛み、不快感、浅すぎる鎮静深度、離脱症候群、せん妄、器質的脳障害。その他：電解質異常、低血糖、敗血症、薬物中毒、などが鑑別となる。

●鎮静薬投与期間の長期化（およそ5日間以上）や総投与量の増大により耐性を生じ、薬物中止に伴う離脱症候群の発症リスクが高まる。成人に比較し小児で頻度が高く、オピオイド、ミダゾラム、デクスメデトミジンが原因薬物となりやすい。離脱症候群の予防のために、非薬物療法や浅めの鎮静管理などにより鎮静薬総投与量を軽減すること、比較的長時間作用型の薬物（内服薬など）への変更や計画的な減量が行われる[3]。

B．搬送のケア
■ チェックリスト解説 ■

●短距離の搬送であっても、人工呼吸など生命維持治療を継続した状態での移動はリスクを伴う。搬送もチーム医療であり、最も大事なことはコミュニケーションと役割分担である。まず搬送ルートと搬送時間を想定し準備をする。用手換気装置は自己膨張式バッグと流量膨張式バッグの利点欠点を勘案して選択する。比較的時間の長い搬送であれば、酸素残量確認や吸引器の準備をより慎重に行い、搬送用人工呼吸器の使用も検討する。移動時に安全な鎮静深度の維持が可能かを判断し、必要であれば移動前に鎮痛鎮静薬、筋弛緩薬を追加投与する。新生児や乳児は、体格に比べて体表面積が大きく、かつ体温調節が未熟なため体温が低下しやすいことに留意する。気管挿管中であればカプノグラムを含め ICU と同等のモニタリングが望ましい。シリンジポンプが多い際にはシリンジポンプ多連搭載タワーが有用である。

参考文献
1) Playfor S, et al. Intensive Care Med 2006；32：1125-36.
2) Harris J, et al. Intensive Care Med 2016；42：972-86.
3) Tobias JD. Crit Care Med 2000；28：2122-32.

9. 術後鎮痛

一柳　彰吾、宮津　光範

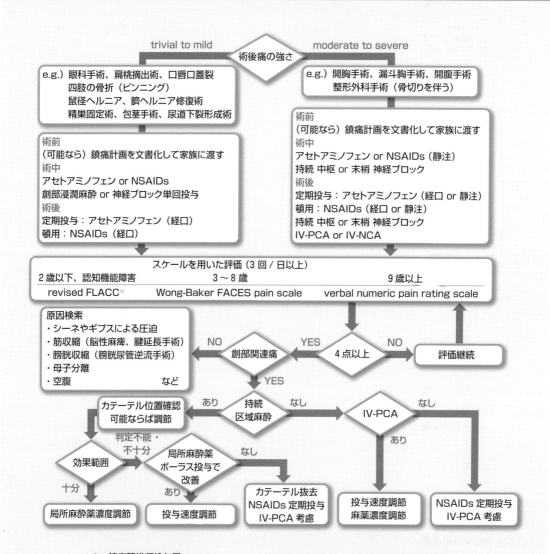

表　鎮痛薬推奨投与量

	経口	経直腸	経静脈	
アセトアミノフェン （最大投与量/日）*1	15mg/kg （60mg/kg/日）	20mg/kg （80mg/kg/日）	2歳以上	15mg/kg （60mg/kg/日）
			2歳未満	7.5 mg/kg
NSAIDs （最大投与量/日）	イブプロフェン 10mg/kg （30mg/kg/日）*2	ジクロフェナク 1mg/kg （3mg/kg/日）*3	フルルビプロフェン 1mg/kg （4mg/kg）	

*1アセトアミノフェンは1日最大投与量4,000mgを上限とする
*2イブプロフェンは1日最大投与量1,800mgを上限とする
*3ジクロフェナクは1日最大投与量150mgを上限とする

カテゴリー		スコアリング	
	0	1	2
表情	無表情または笑顔	時折しかめっ面、眉をひそめている、うつむく、無関心、悲しむ、困惑している	頻繁または継続的なしかめっ面、歯を食いしばる、戦慄く、苦痛の表情、怯えている、パニック
下肢	正常肢位またはリラックス、普段と同じ四肢の動きと緊張	落ち着きがない、じっとしていられない、緊張、時折ふるえる	足を蹴る、突っ張る、著しい筋緊張の増加、継続的なふるえやピクつき
活動性	おとなしく横になっている、正常位、容易に動く、規則的でリズミカルな呼吸	じっとしていられない、体位変換を繰り返す、緊張した動き、軽度の興奮（頭を前後に動かす、攻撃的）、浅く早い呼吸、間欠的なため息	反り返る、硬直する、ひきつけ、著しい興奮、激しく頭を振る、息をこらえる、あえぐ、著しい浅呼吸
啼泣	泣いていない	うめく、めそめそ泣く、時折苦痛を訴える、時折うなる	泣き続ける、悲鳴をあげる、泣きじゃくる、苦痛を訴え続ける、継続的な強い感情露出、継続的にうなる
安静度	満足している、リラックス	時折、タッチングや抱っこ、声掛けをすると落ち着く、注意散漫になることもある	慰めたり安心させたりすることが困難、介護者を押しのける、ケアや苦痛を和らげる処置に抵抗する

(Malviya S, et al. Paediatr Anaesth 2006；16：258-65より改変)

■ フローチャート解説 ■

●疼痛の感じ方は個人差が大きい。鎮痛計画を文書化して、術前に保護者へ示すことにより、適正な疼痛評価・介入が可能になる。術後痛を減らすこともできる。鎮痛管理目標、疼痛評価方法、疼痛スケールの使い方、どのような鎮痛方法を行う予定かなどを示すとよい。また、疼痛が強くないと予想される小手術や体表手術であっても、定期薬に加えて屯用薬を処方する。

●鎮痛薬の第一選択はアセトアミノフェンを用いることが多いが、欧州小児麻酔学会の術後鎮痛ガイドラインではNSAIDsを推奨している[1]。Multimodal analgesiaとして両者を併用するとよい。NSAIDsのうちイブプロフェンとジクロフェナクは広く使用されている。喘息発作、消化管出血、腎障害、ライ症候群の発生頻度はアセトアミノフェンと有意差がない[2]。NSAIDsは口蓋扁桃摘出後の術後出血を増やさない。

●NSAIDs、アセトアミノフェンともに十分な投与量を処方する必要がある。硬膜外鎮痛、持続区域麻酔や持続麻薬静注を併用する場合でも減量はしない。推奨投与量を表にまとめた。小児では簡便さを理由に鎮痛薬を経直腸投与することが多いが、可能な限り経口投与が推奨される。離乳食がはじまる5～6カ月以降の児であれば問題なく内服できる。アセトアミノフェンに関しては、経口投与の方が経直腸投与と比較して即効性があり、血中濃度が上昇しやすい。また、年長児では経直腸投与は羞恥心を理由に鎮痛薬使用を我慢する児が存在する。

●小児では全身麻酔下に硬膜外ブロックを行うことが多い。胸部・腰部硬膜外麻酔は、穿刺前に超音波診断装置で皮膚-黄色靱帯間距離を測定することで、神経損傷のリスクを減らすことができる。仙骨硬膜外麻酔は主に単回ブロックで行い、鎮痛領域は投与する局所麻酔量と相関する（S領域：0.5mL/kg、L領域：1.0mL/kg、Th10：1.25mL/kg）。腹横筋膜面ブロック、腰方形筋ブロック、脊柱起立筋ブロックなどの体幹末梢神経ブロックは、狙った範囲に鎮痛効果をもたらすことができるとは限らない。神経ブロックを行う際は、効果が不十分な可能性も考慮して、普段よりも頻回に疼痛評価を行う必要がある。

●6歳以上の児は患者管理鎮痛法（patient controlled analgesia：PCA）を使用可能である。6歳未満の児は看護師や保護者による鎮痛管理でも安全かつ効果的な鎮痛をもたらすことができる。著者の施設ではフェンタニルを0.2～0.5μg/kg/hrで持続投与し、ボーラス量は持続投与の1時間分、ロックアウトタイムは20分としている。麻薬を持続静注する際に酸素投与を行う場合は、パルスオキシメータに加えて呼吸数持続モニタリングまたは心電図を併用することが推奨される[3]。

●疼痛の程度と生理学的変化（呼吸数や心拍数など）は弱い相関しかない。年齢や患者の状態に適した疼痛スケール（revised FLACC※、Wong-Baker faceスケール、numericスケール[4]など）を用いて、日常ケアやバイタル測定を行うのと同様に疼痛評価をルーティンとして行う。認知機能障害のある児では、保護者の意見も疼

痛評価の参考とする。

●疼痛を訴えている場合でもその原因が創部にはない可能性がある。ギプス固定をされている場合は圧迫による疼痛を訴えることがある。脳性麻痺患者の腱延長術後などでは過剰な筋収縮が疼痛の原因となりうるが、そのような時はジアゼパムを投与すると効果的である。膀胱尿管逆流手術後の膀胱過収縮にはNSAIDsを用いるとよい。NSAIDsは急性腎障害を起こす可能性があるため、国際腎臓病ガイドライン機構は推算糸球体濾過量（estimated glomerular filtration rate：eGFR）＜60mL/min/1.73m^{2}の症例では継続的な投与を避け、eGFR＜30の症例では投与そのものを避けるべきとしている。そのほか、母子分離不安や空腹の状態も疼痛との鑑別がつかない場合がある。

■ Facts ■

● 60%以上の小児患者が術後に強い痛みを感じている。
● ライ症候群との明確な因果関係が証明されているNSAIDsはアスピリンのみである[2]。

■ Clinical tips ■

●疼痛の評価をするためには、看護師による評価や鎮痛薬の使用量のみで判断してはいけない。頻回にベッドサイドへ足を運び、創部痛以外の不快因子も含め、多角的に評価する。

参考文献

1) Vittinghoff M, et al. Paediatr Anaesth 2018；28：493-506.
2) Barbagallo M, et al. Minerva Pediatr 2019；71：82-99.
3) Cravero JP, et al. Paediatr Anaesth 2019；29：547-571.
4) WONG-BAKER FACES FOUNDATION. Wong-Baker FACES Pain Rating Scale. https://wongbakerfaces.org/wp-content/uploads/2016/05/FACES_English_Blue_w-instructions.pdf（2020年4月25日閲覧）

Ⅱ. 合併症・緊急時の対応

1. 覚醒時興奮
2. 喉頭痙攣
3. アレルギー・アナフィラキシー
4. 気道確保困難な症例・挿管困難
5. ショックと心肺蘇生の対応
6. 悪性高熱症
7. 局所麻酔薬・局所麻酔薬中毒

1. 覚醒時興奮

金谷　明浩

予防法

リスク因子の把握	リスク判定 →	リスクがある場合は、麻酔前投薬、術中薬物投与を考慮する。

リスク因子の把握
・未就学の男児
・術前不安
・性格
・吸入麻酔薬の使用
・耳鼻咽喉科・眼科手術

リスク判定 →

リスクがある場合は、麻酔前投薬、術中薬物投与を考慮する。
・ミダゾラム経口投与（0.2 〜 1mg/kg）
・ケタミン静脈投与（1mg/kg）
・プロポフォール静脈投与（1mg/kg）
・デクスメデトミジン経鼻投与（1 〜 2μg/kg）：適応外使用

治療法

麻酔覚醒後、覚醒時興奮を疑った場合

↓ 診断

・Aono's four point agitation scale ≧ 3
・The pediatric anesthesia emergence delirium scale ≧ 10

覚醒時興奮であり、
自傷・転落のおそれがある

治療
・フェンタニル静脈内投与（1 〜 2μg/kg）
・プロポフォール静脈内投与（1mg/kg）
・ミダゾラム静脈内投与（0.1mg/kg）

・覚醒時興奮だが、
　自傷・転落のおそれがない
・診断ー

経過観察

表1　Aono's four point agitation scale

1. 穏やか
2. 穏やかではないが，容易に穏やかになりうる
3. ややせん妄状態にあり，落ち着きがない
4. 攻撃的でせん妄状態にある

3点以上で覚醒時興奮と診断する

表2　The pediatric anesthesia emergence delirium scale

1. 患児は視線を合わせることができる
2. 患児は意味のある行動をとることができる
3. 患児は周囲の環境を理解することができる
4. 患児は落ち着くことができる
5. 患児は慰めることができない

1-3のスコアリング：
0 ＝ 極度にできる　1 ＝ かなりできる　2 ＝ できる　3 ＝ 軽くできる　4 ＝ できない
4-5のスコアリング：
0 ＝ できる　1 ＝ 軽くできない　2 ＝ できない　3 ＝ かなりできない　4 ＝ 極度にできない
各項目の合計でスコア化する。合計20点で、10点以上で覚醒時興奮と診断する。

■ フローチャート解説 ■

●覚醒時興奮の定義としては、「痛みや高体温、低酸素血症、気道閉塞などの興奮状態を来す病態を除外したうえで鎮めることのできない興奮状態」である。

● 1961年に小児覚醒時興奮が報告されてからさまざまな研究が行われてきたが、いまだ根本的な原因は不明である。予防法および治療法は対症療法である。

●リスク因子を把握することはきわめて重要である。未就学の男児、強い術前不安、感情的・衝動的・非社交的な性格、セボフルラン・デスフルランといった血液/ガス分配係数の低い吸入麻酔薬による麻酔維持、耳鼻咽喉科手術・眼科手術などがリスク因子とされている[1]。これらのリスク因子が存在する場合は、覚醒時興奮が発生する可能性を念頭に覚醒時興奮の予防および全身麻酔を施行する。

●予防としては、ミダゾラム経口投与、ケタミン静脈投与、デクスメデトミジン経鼻投与（保険適応外）を有効とする報告がある。覚醒時興奮のリスクに応じて投与を考慮する。

●吸入麻酔薬ではなくプロポフォールを用いた麻酔維持により覚醒時興奮発症のリスクが大幅に低下する[2]。

●覚醒時興奮ではしばしばカテーテル抜去、自傷行為を認めるだけではなく、患児・保護者・介助者にとって非常に不愉快な体験となる。それゆえ、適切に診断したうえで治療する。

●覚醒時興奮の診断を行う際は、低酸素・上気道閉塞・低血糖・疼痛を除外する。除外後、Aono's four point agitation scale（表1）が3点以上、あるいは、The pediatric anesthesia emergence delirium scale（PAED scale, 表2）が10点以上で覚醒時興奮発症と診断する。多くの研究がPAED scaleにて行われているものの、即座に診断しなければならない場合もあり、Aono's four point agitation scaleを使用することも考慮すべきである。

●覚醒時興奮の治療には、薬物治療および非薬物治療がある。

●非薬物治療として代表的なものとして、保護者の付き添いがある。しかしながら、覚醒時興奮が解消されないだけではなく、保護者の存在によりかえって興奮し、危険行為におよぶことがある。それ故、保護者の付き添いにて改善しない場合は、薬物的治療を考慮する必要がある。

●薬物治療としては、フェンタニル、プロポフォール、ミダゾラムの静脈投与が有効とされている。薬物投与を行う際は、手術室・PACUなどで酸素飽和度モニターを装着したうえで、呼吸抑制や意識レベルの低下に注意して経過観察を行わなければならない。

■ Facts ■

●麻酔法や診断方法が異なるために、発症率は報告により異なる。発症率が80％に達するとの報告もあり、高頻度に発症しうると考えてよい。

●覚醒時間は覚醒時興奮の発症率と関連がない。

●気管挿管、ラリンジアルマスクなどの気道確保法と覚醒時興奮の発症率に明確なエビデンスはない。

●セボフルラン・デスフルランといった血液/ガス分配係数の低い吸入麻酔薬は覚醒時興奮のリスクが高く、プロポフォールを用いた全静脈麻酔はそれらの吸入麻酔薬に比較して覚醒時興奮のリスクが低いことがメタアナリシスを用いて示されている[2,3]。また、プロポフォールによる全身麻酔により、覚醒時興奮の発症率0％とする報告もある。

■ Clinical tips ■

●著者は小児の眼科手術、耳鼻咽喉科手術、体表の手術といった比較的短時間で終了する手術の麻酔法として、プロポフォール、レミフェンタニルを用いた全静脈麻酔を推奨してきた。自らの経験から、全静脈麻酔による覚醒時興奮の発症率はきわめて低いと感じている。さらに、レミフェンタニルの投与（0.5〜1 μg/kg/min）により、脳波モニター使用下では、プロポフォールの投与量を軽減させることができ、結果として速やかな覚醒が可能である。

●全静脈麻酔に加えて、術中呼気二酸化炭素濃度をやや高めに維持することで、より速やかな覚醒を得ることができると考えている[4,5]。

●長時間手術においては、手術終了数十分前まで吸入麻酔薬で維持する。その後、麻酔覚醒までをプロポフォールを用いた全静脈麻酔で行い、プロポフォール総投与量を軽減させたうえで、速やかかつ覚醒時興奮のリスクが低い麻酔が可能である。

●吸入麻酔で維持した場合は、覚醒時興奮のリスクが高くなるため、予防法、治療法を組み合わせることで、覚醒時興奮に適切に対処することが可能である。

参考文献

1) Voepel-Lewis, et al. Anesth Analg 2003；96：1625-30.
2) Kanaya A, et al. J Anesth 2014；28：4-11.
3) Kuratani N, et al. Anesthesiology 2008；109：225-32.
4) Kanaya A, et al. Paediatr Anaesth 2016；26：1116-7.
5) Kanaya A, et al. JA Clin Rep 2017；3：38.

2. 喉頭痙攣

高辻　小枝子

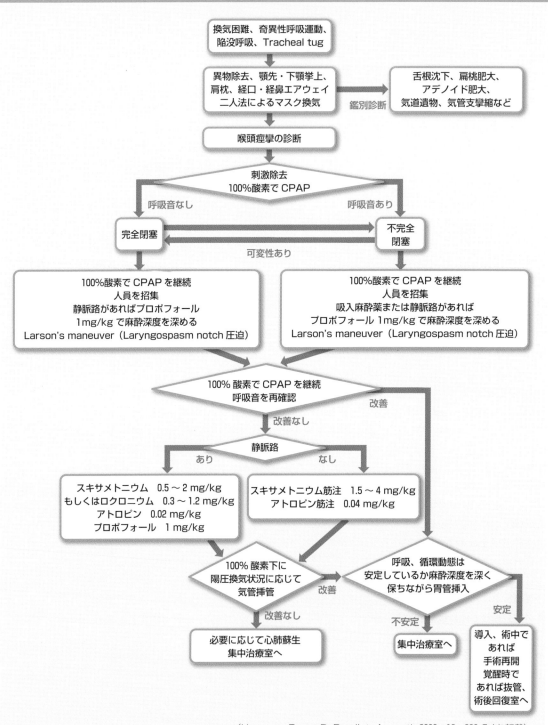

(Hampson-Evans D. Paediatr Anaesth 2008；18：303-7 より転載)

■ フローチャート解説 ■

●喉頭痙攣とは迷走神経から分枝する上喉頭神経の刺激により、声門が不完全もしくは完全閉鎖するとともに声門上の喉頭組織全体が一塊となって気道を閉塞させる状態である。

●周術期には浅麻酔時の喉頭・咽頭の唾液、血液、エアウェイなどの異物や、操作による気道刺激が原因となる[1]。

●診断は麻酔科医の臨床判断による。舌根沈下、扁桃肥大、アデノイド肥大などによる上気道閉塞や気管支攣縮などが鑑別に上がる。

●麻酔導入時や術中、抜管後に換気困難、奇異性呼吸運動、陥没呼吸、tracheal tug（吸気時に鎖骨上窩が陥凹する）などの上気道閉塞症状が出現し、口腔内の異物除去や下顎挙上、エアウェイの挿入、二人法によるマスク換気などで症状が改善しない場合は喉頭痙攣が疑われる。

●不完全閉鎖では吸気時の喘鳴が聞かれるが、完全閉鎖では呼吸音は聞こえなくなる。

●フェイスマスクや声門上器具（supraglottic airway device：SGA）で気道管理をしている場合は術中でも起こす可能性がある。

●進行すると低酸素血症から徐脈、心停止に至るため早急な対応が必要である。

●喉頭痙攣と診断した場合はエアウェイを抜去し、気道刺激となる操作も中止する。100％酸素を投与して10～15cmH$_2$O程度の持続気道陽圧（continuous positive airway pressure：CPAP）をかけながら、人員を招集する。

●Larson's maneuver[2]（頬骨弓、側頭骨乳様突起、下顎骨下顎窩に囲まれた部位（Laryngospasm notch）を刺激して迷走神経の過緊張を解除する手技）により閉鎖が解除される場合がある。

●麻酔深度を深めるために、静脈路があればプロポフォールを投与する。不完全閉鎖であれば吸入麻酔薬で麻酔深度を深めることもできる。

●改善がみられない場合は筋弛緩薬を投与する。静脈路が確保されていればスキサメトニウムもしくはロクロニウムを静注し、静脈路が確保されていなければスキサメトニウムを筋注する。徐脈にはアトロピンを投与する。筋注では作用発現までに最大3～4分かかる。

●症状が改善し、呼吸・循環動態が安定していれば麻酔・手術の継続が可能である。抜管後であれば術後回復室から、一般病棟への帰室も可能である。

●胸腔内圧低下に伴う陰圧性肺水腫の恐れがあるため、症状改善後も4～6時間は注意が必要である。

●CPAPにより胃内へガスが貯留して、換気困難になる可能性や、胃食道逆流による誤嚥を生じる危険性がある。

●懸念があれば集中治療室へ収容する。

■ Facts ■

●喉頭痙攣の発生頻度は全年代で0.87％、0～9歳で1.74％であり、特に1～3カ月で2.82％と年齢が低いほど頻度が高い[3]。

●患者関連リスク因子としては低年齢、上気道の奇形、上気道感染、受動喫煙、喘息、アトピー、胃食道逆流などがある。

●特に上気道感染では手術当日もしくは2週間以内に膿性鼻汁・湿性咳嗽・発熱などの症状があるとリスクは約2倍に高まる[4, 5]。

●術式では扁桃摘出術、アデノイド切除術、気管支鏡、上部消化管内視鏡など咽頭や喉頭に操作がおよぶ手術や処置、その他緊急手術や膀胱鏡検査、尿道下裂などの泌尿器科手術で起こりやすい[3]。

●麻酔関連リスク因子としては浅麻酔での刺激、麻酔科医の熟練度などがある。また吸入麻酔薬、特にデスフルレンによる導入の方が静脈麻酔薬よりも頻度が高い[5]。

●気道管理の方法としてはフェイスマスク、気管挿管より、SGAで起こりやすい。

■ Clinical tips ■

●上気道感染は喉頭痙攣のリスクを高める。症状改善後、最低2週間、可能であれば4～6週間は手術を延期する[5]。

●麻酔導入時や維持中は十分な麻酔深度を保つ。

●覚醒・抜管時は口腔内分泌物を十分吸引してから深麻酔もしくは完全覚醒で抜管する。

●症状改善後も注意が必要である。

参考文献

1) Hampson-Evans D. Paediatr Anaesth 2008；18：303-7.
2) Larson PC. Anesthesiology 1998；89：1293-4.
3) Olsson GL. Acta Anaesthesiol Scand 1984；28：567-75.
4) von Ungern-Sternberg BS. Anesthesiology 2007；107：714-9.
5) von Ungern-Sternberg BS. Lancet 2010；376：773-83.

3． アレルギー・アナフィラキシー

野中　崇広

アナフィラキシーの認識　←→　バイタルサイン安定、または血圧低下、呼吸器症状はほかの原因を疑う
→原因の治療、経過観察

アナフィラキシーの宣言をし、初期治療開始

- ・応援要請、緊急薬剤、救急カート。コマンダー、指示受け、記録係など役割を分担。
- ・手術の手を止める。体位を仰臥位に戻す。低血圧であれば下肢挙上。
- ・確保されていなければ（太い）静脈路の確保。5〜10分で20mL/kgの晶質液投与。
- ・100% 酸素で換気。気道浮腫を来す前に挿管する。
- ・原因薬物の投与中止。原因物質の除去。

上記を行いながら遅滞なくアドレナリンを投与
準備に手間取るなら静注にこだわらず筋注を行う

Gradeと症状	静注（アドレナリン1mg/mLを 50倍希釈時の投与量）	筋注（アドレナリン1mg/mL）
1．皮膚のみ（皮膚紅潮、蕁麻疹）	アドレナリン不要	
2．皮膚症状+気管支攣縮、低血圧	2μg/kg（0.1mL/kg）	部位：大腿外側
3．Grade2＋不整脈、ショック、低酸素血症	4〜10μg/kg（0.2〜0.5mL/kg）	＜6歳0.15mL 6〜12歳0.3mL （もしくは0.01mL/kg、最大0.3mL）
4．心停止（CPRを行う）	10μg/kg（0.5mL/kg）	5分おき投与
静注は必要であれば1〜2分おきに繰り返す		
持続静注0.1μg/kg/minで開始し、最大2μg/kg/minまで		

二次治療
- ・輸液負荷継続（1時間で40mL/kg）
- ・抗ヒスタミン薬
　　クロルフェニラミン 2.5〜5mg
　　ジフェンヒドラミン 1mg/kg
　　ラニチジン 1mg/kg
- ・β刺激薬吸入
- ・ハイドロコルチゾン 2〜4mg/kg

難治性の場合
- ・Aライン、CVカテーテル考慮
- ・小児科コンサルト
- ・他の原因はないか？（※鑑別診断）
- ・原因物質は本当に除去されているか
- ・ノルアドレナリン 0.1〜2μg/kg/分
- ・バゾプレシン 0.02〜0.06unit/kg/時
- ・グルカゴン 40μg/kg 静注最大1mg
- ・補助循環

- ・採血（ヒスタミン 半減期20分、トリプターゼ 半減期2時間）
- ・手術続行、延期の検討
- ・二相性アナフィラキシー → 24時間 要経過観察
- ➡ 状況に応じて集中治療室などケアユニットへの帰室を検討

※ 鑑別診断

心肺停止	小児二次救命処置（PALS）に準じる
気道異常	挿管チューブ位置異常・閉塞、緊張性気胸、麻酔器・回路の異常（以上、DOPEの検索）、重症喘息発作、誤嚥（異物）
低血圧	出血、敗血症、中毒、麻酔薬過量、局所麻酔薬、塞栓症（血栓、空気、羊水）、血管迷走神経反射

■ フローチャート解説 ■

●アナフィラキシー治療の肝はアドレナリンを可及的速やかに投与することである。そのためには突然の循環器、呼吸器症状への鑑別診断としてアナフィラキシーを常に念頭におき、治療方針を宣言して即座にチームで共有して全身状態の管理に取り組むことが必要である。世界アレルギー機構（World Allergy Organization：WAO）ではアナフィラキシーへの標準対応ができるようプロトコールを作成して定期的にシミュレーションを行うことを推奨している[1]。

●術中アナフィラキシーを疑う所見：

・皮膚症状：ドレープや消毒、無影灯のため確認しづらければ、術者の手を止めてもらい、ドレープを剥がして十分に観察する。

・呼吸器症状：分泌物増加、喉頭浮腫、気管支痙攣、低酸素血症。調節換気中は、wheeze聴取、気道抵抗増大、カプノグラムでの呼気延長（III相が右肩上がりとなる）

・循環器症状：低血圧、頻脈、ショック、心停止

●アドレナリンの投与はWAOや日本アレルギー学会のガイドラインでは大腿外側への筋注が推奨されているが、各周術期ガイドライン[2〜4]では静注が第一選択となっている。ただし、1〜10μg/kgと、投与量の振り幅も大きい。今回のフローチャートでは、Pediatric Anesthesiaのレビュー[5]で引用されている、ANZCAガイドライン[2]の推奨量を記載した。

●アドレナリン投与は筋注する方が有害反応の頻度が低く（1% vs 10%）、少なくとも過量投与の心配がない。プロトコールを作成するならばアドレナリンの希釈方法、さらにその希釈液を1 mLシリンジに小分けするなどのルールを明示し、投与量もμg/kgだけではなく、希釈した状態でのmL/kg表示で記載する。

●静脈路が確保されていない場合や、静注製剤の準備に時間がかかる場合は重症度にかかわらず筋注を最初に行う[2, 3]。部位は、筋肉量が多く血流豊富な部位として大腿中央前外側が推奨されている。上腕では筋肉量が少なく、殿部では脂肪が厚く皮下注射になる恐れ（効果がないばかりか、皮膚壊死を起こす危険）がある。

●治療反応性がよくない場合、改めて原因物質を除去できているか再確認する。見落としやすいアレルゲンとしてラテックス（マンシェットのカフや尿道カテーテル）、消毒薬（ヨード、クロルヘキシジン）、膠質液（HES製剤）があり、除去に努める。

●原因不明な低血圧の原因検索に経胸壁/経食道心エコーが有用なことがある。

●アナフィラキシー診断の一助として発症2時間以内にトリプターゼの採血をする。

●治療に奏功しても24時間以内は二相性のアナフィラキシーを起こす危険があり、管理に迷った場合は一晩ケアユニットでの経過観察を行う。

■ Facts ■

●小児の術中アナフィラキシーの発症率はおよそ10,000件につき1件であるが報告によりばらつきが大きい。90%が麻酔導入時に発生する。

●周術期アナフィラキシーの原因は神経筋遮断薬が最多で、ラテックス、抗生物質、麻酔薬、膠質液、オピオイドが続く。小児ではラテックスが最多という報告もある。

●非ラテックス製品の台頭によりラテックスアレルギーは減少してきているが、複数回の手術歴、二分脊椎・脊髄髄膜瘤、アトピー、といった危険因子を有する小児では注意を要する。

●小児のアナフィラキシーでは6〜19%の症例で2回目のアドレナリン投与が必要だがそれ以上の投与は不要であることが多い。

●ACE阻害薬やβ遮断薬内服中の患者で治療抵抗性のショックが遷延する症例ではグルカゴン投与が推奨されているが有効性を裏付ける大規模な臨床研究はない。

■ Clinical tips ■

●抗ヒスタミン薬やステロイドはあくまで二次治療でありアドレナリンに先行するものではない。繰り返しになるが、アナフィラキシーを疑った場合は、早い段階でアドレナリンを投与することが重要であり、特に初回投与は経路にこだわらない。

参考文献

1) Simons FE, et al. World Allergy Organ J 2011；4：13-37（ガイドライン本体は2011年発表だが最終アップデートは2015年）.
2) Kolawole H, et al. Anaesth Intensive Care 2017；45：151-8.
3) Harper NJ, et al. Anaesthesia 2009；64：199-211.
4) Krolgaad M, et al. Acta Anaesthesiol Scand 2007；51：655-70.
5) Stepanovic B, et al. Paediatr Anaesth 2019；29：892-900.

4. 気道確保困難な症例・挿管困難

坂倉　庸介

術前に気道確保困難が予測される場合

- 全身麻酔の既往を確認（気道確保困難の有無・麻酔法、気道確保方法）
- 保護者の協力を得ながら十分な診察
- 小児用気道確保デバイスの準備（ビデオ喉頭鏡、声門上器具、気管支鏡、外科的気道確保）
- 気道確保困難時の外科医の応援依頼
- 十分な評価・準備が困難な場合、小児専門施設への紹介を検討
- 全身麻酔導入方法の検討（導入前の末梢静脈ラインの確保、急速導入 or 緩徐導入、筋弛緩薬の使用 or 不使用、気管挿管方法）

予期しないマスク換気困難 / 予期しない気管挿管困難

100% 酸素投与継続、助けを呼ぶ

換気の改善を図る
- Triple airway maneuver（頭部後屈、下顎挙上、開口）
- 肩枕の使用（2 歳未満）、自然な頭位（2 歳以上）
- 二人法
- PEEP の使用
- OG/NG チューブによる胃の減圧
- 輪状軟骨圧迫の解除
- 麻酔深度の調整・筋弛緩薬投与
- 気管挿管

気管挿管方法の変更（4 回まで）
（マスク換気が可能であることが条件）
- 術者を変える
- 体位を変える（2 歳未満は肩枕の使用）
- 器具の変更（気管支ファイバー、直型ブレード、ブジーの使用、ビデオ喉頭鏡 など）

失敗

CICV（cannot intubate cannot ventilate）

声門上器具（SAD）の挿入

成功 / 失敗

SAD で麻酔管理ができるか判断

患児状態

YES → 手術を継続

NO →
- 手術を延期・覚醒
- SAD 経由の気管挿管

状態に余裕がある
- Spo2 80% 以上キープ
- 徐脈（－）
- 心停止（－）

状態に余裕がない
- Spo2 80% 以上キープできない
- 徐脈（＋）
- 心停止（＋）

覚醒を試みる
- 筋弛緩薬のリバース（スガマデクス 16mg/kg）
- 外科的気道確保の準備

外科的気道確保へ
- 外科医の応援を要請
- 外科医の応援が得られなければ、輪状甲状間膜穿刺
- ただし麻酔科医による外科的気道確保は Life-threating situation に限る

■ フローチャート解説 ■

● 日本麻酔科学会の気道管理アルゴリズムは小児から成人まで適応されるが、小児では正確な呼気二酸化炭素波形を得ることが難しいこと、酸素予備能が低く酸素飽和度の低下が早いことなど問題がある。今回のフローチャートは Difficult Airway Society（DAS；http://www.das.uk.com）から提唱された小児（1～8歳）に対する予期しないマスク換気困難、気管挿管困難、CICV のガイドラインを元に作成した。

● 術前に気道確保困難を予測することが重要である。全身麻酔の既往がある場合、気道確保困難の有無を確認し、気道確保困難の既往があれば、その時の麻酔法、気道確保法を調べておく。術前診察は患児の協力を得るのが困難なことが多いため、保護者に日常生活の様子を聞き開口や頸部可動性などを評価する。ピエールロバン症候群やトリーチャーコリンズ症候群などの顔面頭蓋の先天性形成異常を伴う疾患の多くは気道確保困難の可能性が高く、気道確保戦略を立てる必要がある。事前に気道確保困難が予想され、小児気道に精通した麻酔科医が不在で、小児専用の気道確保デバイスがない場合は小児専門施設に紹介すべきである。

● 小児のマスク換気の改善法には特有な点がいくつかある。2歳未満の小児は頭部が大きく、頸部が屈曲し気道閉塞の原因となるため、肩枕を使用し頸部伸展することでマスク換気が改善する。また乳児では舌が大きいため、後屈で気道が開通しない場合、頭を左右に回転させたり、自然な頭位にすることで舌根沈下を防げる[1]。フルストマック時に行う輪状軟骨圧迫は、小児ではかえって喉頭の内腔を狭窄または閉塞する可能性があるため、圧迫の解除により換気の改善が得られる[2]。アデノイドや扁桃肥大による上気道閉塞の場合、頭部の位置調整やエアウェイ挿入が有効となる。小児は浅麻酔時に喉頭痙攣、気管支痙攣を起こしやすいため、麻酔深度を深くすることや筋弛緩薬を使用することで換気が改善する。また小児は成人に比べ食道括約筋の緊張が緩く、マスク換気時に胃内に送気し、胃膨張、横隔膜挙上、換気困難を来すので、胃に空気を入れないように細心の注意を払う。

● 度重なる挿管操作は気道損傷や気道浮腫を引き起こす。気管挿管の重篤な合併症の危険因子として2回以上の直接喉頭鏡の使用、間接喉頭鏡使用前の3回の直接喉頭鏡の使用が報告されている[1]。ガイドラインでは喉頭鏡の使用を最大4回までとし、4回のうちに術者を変え、体位を変え、器具を変えることを推奨している。気管挿管を繰り返す条件は、十分なマスク換気

と酸素化の維持であり、その条件が満たされなければ、SAD に移行すべきである。

● 小児の SAD の挿入は難易度が高い印象があるが、挿入の失敗率は成人と相違ない（小児 0.86% vs 成人 1.1%）[3]。air-Q[TM] など一部の SAD はその内腔をガイドに気管挿管でき、新生児にも使用可能である。多くの症例では SAD で換気の改善を期待できるが、ガイドラインでは SAD の使用を最大3回までとしている。小児に多い疾患（クループ、急性喉頭蓋炎、気管支喘息など）では SAD の挿入により気道閉塞を悪化させる危険性がある。また咽頭、喉頭の先天性奇形は、SAD の留置を困難にし、上気道閉塞を悪化させる可能性があるため注意が必要である。SAD は CICV の第一選択であり、小児用 SAD の各種サイズを揃え、日ごろから熟練しておくことが大切である。

● 外科的気道確保は躊躇なく行うべきだが、小児では合併症が多く、手技も難しく、時間も要するため、外科的気道確保に至らないまでに解決することが最も重要である。

■ Facts ■

● マスク換気困難：6.6%（32例/484例、成人5～7.5%）[4]。
● 気管挿管困難（定義：マッキントッシュ型喉頭鏡での Cormack-Lehane 分類Ⅲ or Ⅳ）：1.35%（152例/11219例）、4.7% vs 0.7%（1歳未満vs1歳以上）、3.8% vs 0.8%（ASA3or4vsASA1or2）、2.87%（口唇口蓋裂）、3.6%（先天性心疾患）[5]。

■ Clinical tips ■

● 小児の予期しない気道確保困難の発生率はまれではあるが、成人に比して早期に重篤な合併症を起こすため、迅速な対応が求められる。気道確保困難時、小児は成人とは違うアプローチが必要なため、小児麻酔を行う施設では小児 CICV シミュレーションを日ごろから行い、また小児専用の気道確保困難カートを準備しておくことが重要である。

参考文献

1) Krishna SG, et al. Pediatr Intensive Care 2018；7：115-25.
2) Black AE, et al. Paediatr Anaesth 2015；25：346-62.
3) Jagannathan N,et al. Br J Anaesth 2016；117（Suppl 1）：i3-i5.
4) Valois-Gómez T,et al. Paediatr Anaesth 2013；23：920.
5) Sebastian Heinrich, et al. Paediatr Anaesth 2012；22：729-36.

5. ショックと心肺蘇生の対応

其田 健司

認識
ショック徴候
心拍数上昇、脈圧低下、脈拍触知減弱、皮膚冷感、CRT 延長、尿量低下、意識レベル低下

CRT: capillary refilling time
（毛細血管再充満時間）

一般的介入
・SpO2、心電図、血圧モニタリングの確立
・仰臥位への変換を検討
・酸素化・換気の補助、高濃度酸素投与
・静脈路追加、骨髄針も検討
・20mL/kg の等張晶質液ボーラスを必要に応じて繰り返す
・麻酔薬の減量・中止を検討

術前情報、麻酔・処置・手術の状況、診察所見からショックの要因を鑑別

循環血液量減少性ショック	血液分布異常性ショック		心原性ショック			閉塞性ショック
	敗血症	アナフィラキシー	頻脈性不整脈 QRS narrow→SVT wide→VT	徐脈性不整脈	他	肺塞栓 緊張性気胸 心タンポナーデ

特異的介入

| 出血源のコントロール 輸血の検討手配 | 広域抗菌薬 アドレナリン ノルアドレナリン ステロイド | アドレナリン筋注（0.01mg/kg）ステロイド 詳細は別項参照 | アデノシン 0.1mg/kg（最大0.3mg/kg） | | | 専門医にコンサルト → 適切なドレナージ |

無効
同期電気ショック
0.5～1J/kg、最大2J/kg

再評価
ショック徴候の再評価
心拍数、脈圧、脈拍触知、皮膚冷感、CRT、尿量、意識レベル

改善 → さらなる安定化 手術・検査継続 可否の判断

悪化

認識
心停止徴候
呼吸停止、脈拍触知消失、血圧低下、徐脈、意識消失

CPR（二人法15：2）

介入
緊急コール
除細動器の準備
手術・検査の中止

・一人法では 30：2
・胸骨圧迫は絶え間なく
・100～120 回 / 分
・胸郭前後径の 1/3
・リコイルの確認
・高度な気道確保がされていれば換気は 10 回 / 分

自己心拍再開後のモニタリングと管理

自己心拍再開

無脈性 VT/VF

・アドレナリン 0.01mg/kg（3～5分ごと）
・（未確保時は）高度な気道確保の考慮
・VT/VF 時はリドカイン（1mg/kg）、アミオダロン（5mg/kg）の考慮
・6H5T の検索・解除※

PEA/心静止

電気ショック 4J/kg

CPR 2分

※6H5T
Hypovolemia：循環血液量減少
Hypoxia：低酸素血症
Hydrogen ion：アシドーシス
Hypoglycemia：低血糖
Hypo/Hyperkalemia：低 / 高 K 血症
Hypothermia：低体温

Tension pneumothorax：緊張性気胸
Tamponade：心タンポナーデ
Toxins：中毒
Thrombosis, pulmonary：肺動脈血栓症
Thrombosis, coronary：冠動脈血栓症

〔小児二次救命処置（PALS）[1]、JRC 蘇生ガイドライン[2] より改変〕

■ フローチャート解説 ■

●フローチャートは全身麻酔中を含む院内心停止を想定している。心停止は、必ずしもショックからの進展をモニタリングされているわけではなく、コードブルーなど、すでに心停止した状態で発見される症例もあることに注意する。

代償性ショックと低血圧性ショック

●ショックとは、組織の低灌流によって、酸素供給が代謝需要を下回っている状態である。血圧が維持されている段階が代償性ショックであり、この時点で認識、介入し、低血圧性ショックへの増悪を防ぐことが重要である。

●麻酔中はバイタルサインが修飾されるため、モニター数値のみならず、実際に患者に触れて皮膚の冷感、脈拍の触れ、CRTなどの身体所見を把握して総合的に評価する。CRTは、指先や爪床を白くなるまで5秒程度圧迫し、圧迫を解除してから色調がもとに戻る時間を測定する。外気温などにも影響されるが、通常2秒以内が正常とされる。

ショックの一般的介入、ショックの鑑別

●介入と鑑別は並行して進める。静脈路確保が困難であれば、骨髄路を躊躇せず確保する。第一選択は脛骨近位端（脛骨粗面から1～2cm遠位内側）である。ボーラス投与する輸液の種類については、特定の輸液を推奨するエビデンスはなく、生食やリンゲル液などの糖不添加の等張晶質液を使用する。HESなどの代用血漿製剤は一般的に推奨されない。心原性ショックと判明した際は、等張晶質液の投与量を5～10 mL/kgに制限する。

●膨疹、経静脈怒張、胸郭挙上の左右差、奇脈などのそれぞれのショックに特有の身体所見は見逃さないようにする。アナフィラキシーショックの初期やwarmショックを呈している敗血症性ショックでは、末梢は温かく、CRTも延長していないことがある。徐脈性不整脈によるショックでは、末梢循環不全を示す身体所見にそぐわず、頻脈となっていないことに注意する。

ショックの特異的介入

●大量輸血時は、低Ca血症、高K血症に注意する。敗血症性ショックにおける血管作動薬は、warmショックではノルアドレナリンを、coldショックではアドレナリンを第一選択とするが、小児敗血症では心機能低下を併発しやすいことに注意する。心原性ショックや肺塞栓による閉塞性ショックの対応については、小児科、循環器科、心臓血管外科など複数の専門診療科と協力して対応することが望ましい。酸素化・換気の補助にもかかわらず、低血圧性ショックの徴候を来している心拍数60未満の徐脈症例では、ただちにCPRを開始する。

心停止の認識とCPR

●心停止徴候は10秒以内に評価する。脈拍を確信できない場合は、心停止と判定してCPRを開始する。乳児は胸郭包み込み両拇指圧迫法での胸骨圧迫が推奨される。高度な気道確保とは、気管挿管または声門上気道デバイスのことであり、適切な換気が担保されていれば、胸骨圧迫と換気は非同期で行う。

■ Facts ■

●小児心停止は、呼吸不全またはショックから増悪した場合が多く、不整脈は少ない[1]。

●**小児周術期心停止の原因**：循環障害（出血、電解質異常など）41%、呼吸障害（喉頭けいれん、気道閉塞など）27%、薬物関連（ハロセン、セボフルランなど）18%、手技・医療機器関連（CVライン留置など）5%[3]。

●**小児周術期心停止のリスク因子**：ASA physical status 3-5[3]。

■ Clinical tips ■

●小児年齢ごとのバイタルサイン異常値を表として一覧できるようにしておくと、異常の早期認知に役立つ。

●ショックの鑑別、心停止の原因検索（6H5T）には、血液ガス分析とエコー（point of care ultrasound）が有用である。小児では成人と比較して低血糖が多いことを認識する。

●急変や蘇生では、麻酔科医のリーダーシップとチーム医療が欠かせない。スタッフ教育やシミュレーションに加えて、蘇生薬の希釈方法・体重別投与量の早見表などを準備しておくとよい。

●胸骨圧迫は仰臥位で行うのが基本であるが、すぐに体位変換ができない場合もある。腹臥位では、通常圧迫する胸骨下半分のあたりに砂嚢などをおいて背部を圧迫する。側臥位では、背面に硬板をおいて横から胸骨圧迫するなどの工夫が紹介されている[4]。

参考文献

1) PALSプロバイダーマニュアル AHAガイドライン2015準拠.
2) 日本蘇生協議会. JRC蘇生ガイドライン2015.
3) Bhananker SM, et al. Anesth Analg 2007；105：344-50.
4) Shaffner DH, et al. Anesth Analg 2013；117：960-79.

6. 悪性高熱症

志賀　卓弥

① 悪性高熱症（MH）の治療手順

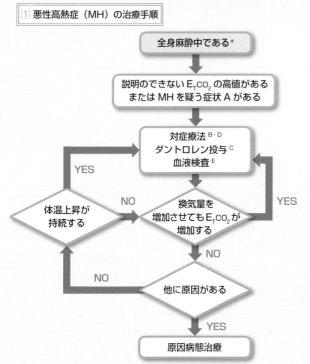

全身麻酔中である*

↓

説明のできない E_TCO_2 の高値がある
または MH を疑う症状 A がある

↓

対症療法 B・D
ダントロレン投与 C
血液検査 E

換気量を増加させても E_TCO_2 が増加する

体温上昇が持続する　YES

他に原因がある　YES

原因病態治療

(注1)「安全な麻酔のためのモニター指針」を遵守した上で、体温と E_TCO_2 の連続モニターがなされていること
(注2) 図中の肩文字 A, B, C, D, E は右のチェック項目に対応
(注3) DIC：Disseminated Intravascular Coagulation

A：MH を疑う症状
□ 説明のできない E_TCO_2 の高値
□ 原因不明の頻脈
□ 体温上昇速度≧0.5℃/15 分
□ 体温≧38.8℃
□ 開口障害
□ 筋強直
□ コーラ色の尿
□ 代謝性アシドーシス（BE≦−8.0）
□ $Pa_{CO_2} < E_TCO_2$

B：対症療法（直ちに実施すべき）
□ 緊急事態宣言
□ 起因薬剤の投与中止・静脈麻酔に変更
□ 人手を集め、手術の早期終了を要請
□ 高流量酸素投与・分時換気量を 2 倍以上で換気

C：ダントロレン投与（直ちに実施すべき）
□ 専用末梢ラインを確保
□ 1 瓶 20mg あたり注射用蒸留水 60mL で溶解
□ 1mg/kg（できれば 2mg/kg）を 15 分で投与
□ 症状により適宜増減し、最大投与量は 7mg/kg まで

D：対症療法
□ 動脈圧ラインを確保
□ 冷却生理食塩水（最大 50〜60mL/kg）を投与
□ 体表冷却（室温を下げ、室温に送風）
□ 不整脈治療（Ca 拮抗薬は投与しない）
□ 他の対症療法：グルコース・インスリン療法、利尿、酸塩基平衡補正など
□ （可能なら）気化器を取り外して麻酔回路を交換

E：推奨する血液検査の種類と実施時期
血液検査：血液ガス分析、血糖、電解質、乳酸、CK、ミオグロビン定性・定量（尿も）、生化学（腎機能、肝機能）、DIC 検査のための血液凝固系 実施時期：発症時・30 分後・4・12・24・48 時間後を推奨

② 術後悪性高熱症（PMH）の治療手順

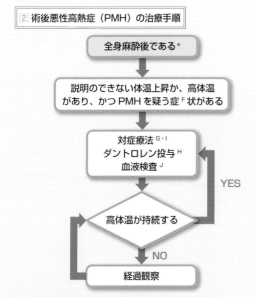

全身麻酔後である*

↓

説明のできない体温上昇か、高体温があり、かつ PMH を疑う症 F 状がある

↓

対症療法 G・I
ダントロレン投与 H
血液検査 J

高体温が持続する　YES

経過観察

(注1)*術後悪性高熱症（PMH）の多くは術後 30 分以内に発症し、術後 2 時間以内におよそ 70%が、24 時間以内におよそ 90%が発症している
(注2) 図中の肩文字 G, H, I, J は右のチェック項目に対応
(注3) DIC：Disseminated Intravascular Coagulation
(日本麻酔科学会：悪性高熱症患者の管理に関するガイドライン 2016 より転載)

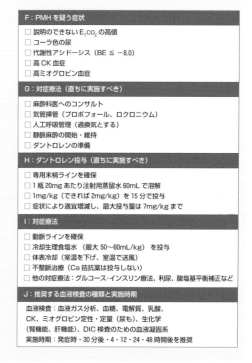

F：PMH を疑う症状
□ 説明のできない E_TCO_2 の高値
□ コーラ色の尿
□ 代謝性アシドーシス（BE ≦ −8.0）
□ 高 CK 血症
□ 高ミオグロビン血症

G：対症療法（直ちに実施すべき）
□ 麻酔科医へのコンサルト
□ 気管挿管（プロポフォール、ロクロニウム）
□ 人工呼吸管理（過換気とする）
□ 静脈麻酔の開始・維持
□ ダントロレンの準備

H：ダントロレン投与（直ちに実施すべき）
□ 専用末梢ラインを確保
□ 1 瓶 20mg あたり注射用蒸留水 60mL で溶解
□ 1mg/kg（できれば 2mg/kg）を 15 分で投与
□ 症状により適宜増減し、最大投与量は 7mg/kg まで

I：対症療法
□ 動脈ラインを確保
□ 冷却生理食塩水 （最大 50〜60mL/kg）を投与
□ 体表冷却（室温を下げ、室温に送風）
□ 不整脈治療（Ca 拮抗薬は投与しない）
□ 他の対症療法：グルコース・インスリン療法、利尿、酸塩基平衡補正など

J：推奨する血液検査の種類と実施時期
血液検査：血液ガス分析、血糖、電解質、乳酸、CK、ミオグロビン定性・定量（尿も）、生化学（腎機能、肝機能）、DIC 検査のための血液凝固系 実施時期：発症時・30 分後・4・12・24・48 時間後を推奨

■ フローチャート解説 ■

● 悪性高熱症（malignant hyperthermia：MH）の病因は、骨格筋筋小胞体のリアノジン受容体（RYR1）遺伝子や電位依存性Caチャネルαサブユニット遺伝子の変異によるCa代謝異常により生じる、揮発性吸入麻酔薬や脱分極性筋弛緩薬のスキサメトニウム（suxamethonium：SUX）によって誘発される麻酔合併症の1つである。

● MHの病態は、揮発性吸入麻酔薬やSUXがMH素因により生じる骨格筋の異常な代謝亢進状態である。骨格筋細胞内のCa調節機構が破綻しCaが上昇、筋収縮、グリコーゲンの分解、骨格筋筋小胞体へのCaの取り込みによりATPが消費され、増加したADPが解糖系とミトコンドリアでのピルビン酸の酸化を促進させる。酸素とATPとグリコーゲンが枯渇し、二酸化炭素と乳酸と熱が産生される。進行すると骨格筋細胞が崩壊し、K、クレアチンキナーゼ（creatinekinase：CK）、ミオグロビンなどが放出される。

● 1の「A：MHを疑う症状」を参考に、これらのいくつかが当てはまった時点でHMを疑い、治療を開始すべきである。12〜18歳では平均で2時間以上たってから最高体温に達するため、2に示す、術後遅発性に発症する術後悪性高熱症（postoperative malignant hyperthermia：PMH）にも注意しなければならない。

● 治療は、被疑薬の投与中止、高流量酸素投与で過換気、ダントロレン投与、対症療法が基本である。1のフローチャートに従い、MH診断後、ただちに非常事態を宣言する。被疑薬と思われる揮発性吸入麻酔薬やSUXを中止し、全静脈麻酔に変更する。人手を集め、手術中止を要請する。高流量酸素投与、分時換気量を増加させ、酸素需給バランスの補正、産生が増大している二酸化炭素の排出を促す。ダントロレン1〜2mg/kgを15分かけて投与する[1]対症療法として中枢温が38℃になるまで強力な冷却を行う。十分な輸液と利尿薬の投与を行い、腎不全を予防する。代謝性アシドーシスの補正、高K血症の治療、洞性頻脈と心室性不整脈に対し抗不整脈薬の投与を検討する。Ca拮抗薬は、ダントロレンとの併用で心停止の危険性があるため禁忌であり、アミオダロン、β遮断薬が奨励されている[2]。

● MH発症後は、症状が改善していても再燃、ミオグロビンによる腎不全、播種性血管内凝固症候群発生の可能性があるためフローチャートに従い、24〜48時間はICUで厳重に管理する。体温上昇や異常頻脈の再燃がみられた場合は、ダントロレンの追加投与を行う。北米MH協会ではMH発症後24時間まで、4〜6時間ごとに1mg/kg投与、あるいは0.25mg/kg/hrで持続投与し、体温が低下しないなど、症状改善しない場合はさらに投与を継続することを推奨している[3]。

■ Facts ■

● MHの発生頻度は、全身麻酔50,000〜150,000症例あたり1人、30歳以下の男性に多く、約半数が19歳以下に発症する[3]。

● RYR1遺伝子検索からは、400〜2,000人に1人はMH素因があると推定されている。

● 神経筋疾患のうち、セントラルコア症、マルチミニコア症、King-Denborough症候群などではRYR1遺伝子異常があり、MH素因がある。

● 筋ジストロフィーは、現在ではMHとは別の病態で、揮発性吸入麻酔薬やSUXでMH様の横紋筋融解症と高K血症を来すと考えられている。ミトコンドリア症ミオパチーや骨形成不全、Noonan症候群、ミオトニアなどは、MH素因と関連するとされてきたが、現在ではSUXの使用は避けるべきであるが、MHのリスクが高いとは考えられていない[4]。

● わが国における死亡率は、ロクロニウムが発売された2010年以降で3.6％といわれている。

■ Clinical tips ■

● MH/PMHは早期に発見し、ダントロレンの投与を行うことができれば、救命しうる疾患となった。発症を疑った場合は、速やかに手術の中止、ダントロレンの投与、ICU入室を検討する。約半数は再燃するため、38℃までの解熱が得られるまで、4〜6時間ごとにダントロレン1mg/kgの投与を継続する。

● 術前のMH素因の聴取、周術期の体温、E_{TCO_2}を含めたモニタリングが重要である。

● MH素因患者の麻酔計画は、ダントロレンの在庫を確認し、揮発性吸入麻酔薬とSUXの使用を避ける。麻酔器は、気化器を外し、十分に揮発性吸入麻酔薬を洗い出す。通常量の局所麻酔薬、静脈麻酔薬は使用可能である。

参考文献

1) 日本麻酔科学会．悪性高熱症患者の管理に関するガイドライン2016．https://anesth.or.jp/files/pdf/guideline_akuseikounetsu.pdf（2020年2月1日閲覧）
2) Glahn KPE, et al. Brith J Aneasth 2010；105：417-20.
3) Larach MG, et al. Anesth Analg 2010；110：498.
4) Bram DW, et al. Curr Opin Neurol 2018；31：628-34.

7. 局所麻酔薬・局所麻酔薬中毒

佐古　澄子、笹川　智貴

表1　各ブロックにおける投与量（ロピバカイン0.1～0.25%を使用した場合）

ブロック		容量（mL/kg）
仙骨硬膜外麻酔	仙髄領域	0.5
	腰髄領域	1
	下部胸髄領域	1.2
胸・腰椎硬膜外麻酔		初回量0.3～0.5
末梢神経ブロック	腕神経叢ブロック	0.3～0.5
	腹直筋鞘ブロック	0.2～0.3
	腹横筋膜面ブロック	0.3～0.5
	腸骨鼠径・腸骨下腹神経ブロック	0.2～0.3
	陰茎神経ブロック	0.1
	傍脊椎ブロック	0.3～0.5
	大腿神経ブロック	0.2～0.4
	坐骨神経ブロック	0.3～0.5

（文献1、2より作成）

表2　小児における局所麻酔薬の最大投与量

	最大投与量[*]（mg/kg）	最大持続投与量[*]（mg/kg/hr）		
		3カ月未満	3カ月−1歳	1歳以上
リドカイン	5	—	—	—
ロピバカイン	2.5	0.2	0.3	0.4
レボブピバカイン	2.5	0.2	0.3	0.4

[*]6カ月未満では半量までとする
（文献1、2より作成）

局所麻酔薬中毒の対応アルゴリズム

局所麻酔薬中毒（LAST）を疑う → 鑑別診断

初期対応
・局所麻酔薬の中止
・応援要請
・血圧・心電図・パルスオキシメータの装着
・静脈ラインの確保
・気道確保および100%酸素投与、必要に応じて気管挿管
・痙攣の治療（ベンゾジアゼピン推奨）
・血中濃度測定のための採血（余裕があれば）

循環　不安定 / 安定

不安定：
・心肺蘇生開始
・20%脂肪乳剤の投与
・体外循環の準備

安定：
・経過観察
・対症療法
・脂肪乳剤を考慮

1.5mL/kgを1分間で投与　持続投与開始　0.25mL/kg/min

↓ 5分後改善なし

1.5mL/kgを1分間で投与　持続投与量増量　0.5mL/kg/min

改善なければボーラス投与を3回まで繰り返す

循環回復・安定後10分間脂肪乳剤の投与継続

脂肪乳剤の最大総投与量　12mL/kg

痙攣治療
・ベンゾジアゼピンを投与する
・脂肪乳剤や少量のプロポフォール投与でも可
・ベンゾジアゼピンで頓挫しない場合、アシドーシスや低酸素血症を回避するため筋弛緩薬の投与を考慮する

心肺蘇生
・バソプレシンは推奨しない
・カルシウム拮抗薬・β受容体遮断薬を避ける
・心室性不整脈はアミオダロンで治療する（リドカイン、プロカインアミドは使用しない）

（文献3、4より作成）

■ フローチャート解説 ■

● **小児での局所麻酔薬の投与量**：表1、2に局所麻酔薬の最大投与量と各ブロックにおける薬物投与量の目安を記載した[1,2]。新生児や6カ月未満の乳児では最大投与量を年長児の半量までとする。硬膜外麻酔や末梢神経ブロックには、一般に低濃度（0.1〜0.25％）のロピバカイン・レボブピバカインを用いる。最大投与量を超えず、必要な薬液量を確保できる濃度を選択する。ブロックの種類にもよるが、高濃度・低容量を用いるよりも低濃度・高容量を用いた方がより効果的である。年長児ではより高濃度の局所麻酔薬を選択することもできるが、motor blockが生じやすくなる。

● **局所麻酔中毒（local anesthetic systemic toxicity：LAST）の病態**：局所麻酔薬は神経線維のNa^+チャネルを抑制し活動電位を阻害する。血中濃度が上昇して中枢神経系や心筋に遮断効果が及ぶとLASTを発症する。

● **LASTの症状と発症時間**：

①中枢神経：初期に興奮症状（舌や口唇のしびれ、多弁、興奮、痙攣など）、その後抑制症状（譫妄、意識消失、呼吸停止）

②心臓血管：初期に高血圧、頻脈、心室性期外収縮、その後洞性徐脈、伝導障害、低血圧、循環虚脱、心静止

従来①に続いて②が生じるとされていたが、①②が同時の場合、②のみが認められる場合など非典型的な例もある。発症までの時間は一定ではない。1分以内（血管内注入による）に発症する症例や15分以上経過してから発症する症例などがあり、少なくとも局所麻酔薬投与後30分間は経過観察を行う。小児のブロックは全身麻酔下に施行されるため、痙攣閾値が上がり神経症状がマスクされる可能性があるため注意する。

● **鑑別を要する病態**：添加薬への反応、アレルギー、高位脊柱管ブロック、迷走神経反射、併用する鎮静薬への反応、併存症の悪化など。

● LASTへの対応アルゴリズムは成人と同様である。LASTを疑った場合、すぐに応援を呼び初期対応を行う。

● 循環が不安定ならば、American Heart Association（AHA）の蘇生ガイドラインなどに従い心肺蘇生を開始する。ただし胸骨圧迫を最優先する通常の蘇生アルゴリズムとは異なり、LASTの増悪因子である低酸素症やアシドーシスを予防するため迅速かつ効果的な気道管理がきわめて重要である。アドレナリンはAmerican Society of Regional Anesthesia and Pain Medicine（ASRA）で投与量≦$1\mu g/kg$が推奨されている[3]が、日本麻酔科学会はこれにこだわらないとしている[4]。

● 脂肪乳剤は気道確保後ただちに投与する。フローチャートに記載したのは日本麻酔科学会の推奨である。ASRAの最新のガイドラインでは1.5mL/kgを2〜3分間で投与した後に持続投与（0.25mL/kg/min）を行い、循環が改善しない場合は再度ボーラス投与を行うか持続投与量を増量する（0.5mL/kg/min）[3]。いずれのガイドラインでも最大投与量は12mL/kgである。プロポフォールは濃度が低く、投与量増加により循環抑制が生じるため脂肪乳剤による治療として用いてはならない。

● 痙攣に対してベンゾジアゼピン、プロポフォールなどが使用可能であるが少量ずつ投与する。

● 脂肪乳剤投与後に肺障害や膵炎、血液濾過時の濾過フィルターの目詰まりなどの報告がある。脂肪乳剤の投与後は呼吸状態に注意し、胸部X線写真、膵酵素などの検査を行うことが望ましい。

■ Facts ■

● **LASTの頻度**：小児でのLASTの報告は少ない。小児区域麻酔症例10万例以上を検討した報告では、重度のLASTは7例で認められ、うち5例が1歳未満の乳児であった[5]。

■ Clinical tips ■

● 血中の局所麻酔薬は多くがα_1-糖蛋白やアルブミンなどに結合するが、薬理学的活性を持ちLASTを引き起こすのは蛋白非結合分画である。

● 新生児や乳児ではα_1-糖蛋白が少なく、6カ月未満の乳児は肝機能も未熟である。6カ月未満の乳児ではLASTのリスクが高い。年少児では薬物の分布容積が広くクリアランスが低いため、単回投与よりも持続投与でよりリスクが高くなる。

参考文献

1) Suresh S, et al. Reg Anesth Pain Med 2018；43：211-16.
2) Roberts S. Regional Anesthesia in Pediatric Patients：General Considerations, Peripheral Nerve Blocks for Children. Admir Hadzic. Hadzic's Textbook of Regional Anesthesia and Acute Pain Management. 2nd ed. New York：McGraw-Hill Education；2017. 799-806, 830-47.
3) Neal JM, et al. Reg Anesth Pain Med 2018；43：113-23.
4) 公益社団法人日本麻酔科学会：局所麻酔薬への対応プラクティカルガイド https://anesth.or.jp/files/pdf/practical_localanesthesia.pdf, 2017年6月制定（2020年5月1日閲覧）.
5) Walker BJ, et al. Anesthesiology 2018；129：721-32.

Ⅲ. さまざまな疾患の麻酔

1. 低出生体重児の麻酔
2. 口唇口蓋裂の麻酔
3. 耳鼻咽喉科の麻酔
4. 肥厚性幽門狭窄の麻酔
5. 腹部手術の麻酔
6. PDA・VSD・ASDの麻酔
7. 四肢の手術の麻酔
8. 泌尿器科の麻酔
9. 誤飲、気道・消化管異物の麻酔
10. 脳外科疾患の麻酔
11. 重症心身障害児の麻酔
12. 発達障害・自閉症の小児の麻酔
13. 眼科の麻酔
14. 検査・処置の麻酔、鎮静
15. 日帰り麻酔
16. 先天性心疾患の非心臓手術の麻酔

1. 低出生体重児の麻酔

蜂屋　好子、中村　信人

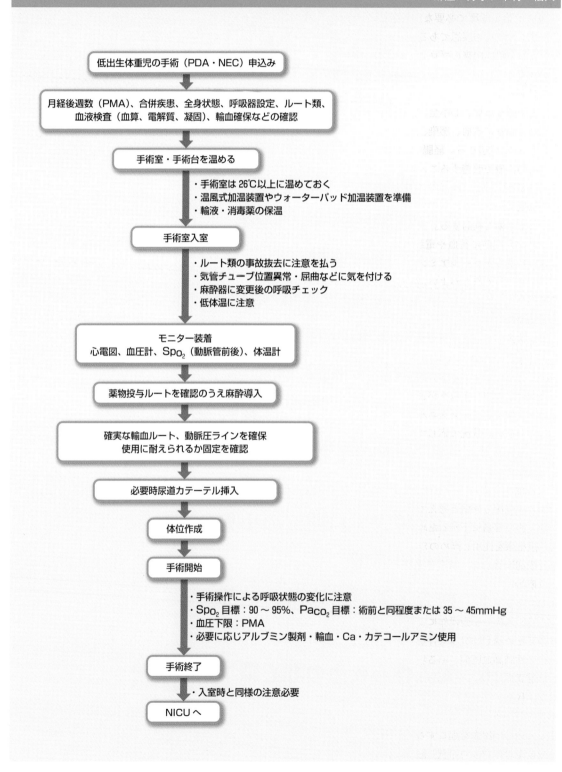

低出生体重児の手術（PDA・NEC）申込み

月経後週数（PMA）、合併疾患、全身状態、呼吸器設定、ルート類、
血液検査（血算、電解質、凝固）、輸血確保などの確認

手術室・手術台を温める

・手術室は 26℃以上に温めておく
・温風式加温装置やウォーターパッド加温装置を準備
・輸液・消毒薬の保温

手術室入室

・ルート類の事故抜去に注意を払う
・気管チューブ位置異常・屈曲などに気を付ける
・麻酔器に変更後の呼吸チェック
・低体温に注意

モニター装着
心電図、血圧計、Sp$_{O_2}$（動脈管前後）、体温計

薬物投与ルートを確認のうえ麻酔導入

確実な輸血ルート、動脈圧ラインを確保
使用に耐えられるか固定を確認

必要時尿道カテーテル挿入

体位作成

手術開始

・手術操作による呼吸状態の変化に注意
・Sp$_{O_2}$ 目標：90 〜 95%、Pa$_{CO_2}$ 目標：術前と同程度または 35 〜 45mmHg
・血圧下限：PMA
・必要に応じアルブミン製剤・輸血・Ca・カテコールアミン使用

手術終了

・入室時と同様の注意必要

NICU へ

■ フローチャート解説 ■

● 本フローチャートは低出生体重児が人工呼吸下で新生児集中治療室管理中に動脈管開存症（patent ductus arteriosus：PDA）や壊死性腸炎（necrotizing enterocolitis：NEC）により緊急手術となる場合を想定している。

● PDA は胎児循環で必要な動脈管が出生後に閉鎖せずに残る左右短絡疾患である。出生後の動脈血酸素分圧の上昇や母体由来のプロスタグランジンの低下により動脈管は収縮閉鎖するが、低出生体重児や早産児の場合は PDA として残ることがある。左右短絡が増えることで肺うっ血、心不全、体循環不全が起こる。

● 未熟な腸管に虚血、感染、経腸栄養負荷等の因子が加わり NEC が起こる。経腸栄養中止や抗菌薬投与等の内科的治療で改善することが多いが、壊死が腸管全層に及ぶと穿孔・腹膜炎となり手術が必要となる。内科的治療にも関わらず臨床症状や検査所見が悪化する場合にも手術を検討する。

● 手術室入室前に貧血や電解質、凝固異常を改善し、必要時にはカテコールアミンなどを使用し全身状態を安定させておくほうがよいが、重症 NEC などの緊急時はその余裕がないこともある。

● 移動時や体位変換時には気管支挿管や気管チューブの事故抜去、屈曲に注意する。

● 徐脈により右房圧・静脈還流圧が上がり静脈性の脳出血を起こすことがある。頻脈性不整脈がなければアトロピンは使用したほうがよい。

● ミダゾラム、フェンタニル、ロクロニウムを使用することが多い。状況に応じて吸入麻酔薬やレミフェンタニルも使用する。

● 低出生体重児の Sp_{O_2} 値は 90 ％台前半で管理することで合併症率や死亡率を上げないとされている[1, 2]。麻酔中の Sp_{O_2} 値も同様と考えてよいが、短時間の低換気で Sp_{O_2} 値は容易に下がるため麻酔導入時や移動時には高濃度酸素を使用し高めの Sp_{O_2} 値を目標としてもよい。

● 呼吸窮迫症候群や気管支肺異形成症、慢性肺疾患により麻酔器での呼吸管理が難しい場合には NICU で使用している呼吸器を継続使用する。麻酔薬使用による自発呼吸消失や手術操作により肺コンプライアンスが変わるため適宜呼吸器条件を変更する。

● 遷延性肺高血圧症がある場合は肺血管抵抗上昇を来す低酸素血症、高二酸化炭素血症、アシドーシスを避ける。代謝性アシドーシスの補正には炭酸水素ナトリウムを使用するが、新生児・早産児に高濃度液を投与すると頭蓋内出血を起こすことがあるため、必要最少量を同量の蒸留水で希釈し緩徐に投与する。

● 左右短絡がある場合、肺血管抵抗の低下により肺血流過多となり体循環維持が困難となるため、過度の過換気や高濃度酸素使用を避ける。通常、術前と同程度の Pa_{CO_2} もしくは Pa_{CO_2} 35〜45 mmHg を目標とする。気管チューブのリークや小さい換気量のために Et_{CO_2} は実際よりも低値となることが多い。

● 平均血圧の下限は月経後週数（postmenstrual age：PMA、在胎週数＋生後週数）とする[3]。

● 体重に比べ体表面積が大きいため不感蒸泄は多い。重症の NEC では 80 mL/kg/hr の輸液・輸血が必要となることもある[3]。細胞外液に加えアルブミン製剤や輸血の使用も考慮する。

● 低 Ca 血症で容易に循環不全になりやすい。Ca の補充やカテコールアミンの使用も考慮する。

● 輸液・輸血量の増減に伴い血糖値も変動するため適宜血糖値を測定し 60〜150 mg/dL を目標に調整する。高血糖時にはインスリンの使用は控え糖投与量を減少させるほうがよい[1]。

■ Facts ■

● 2018 年のわが国での 2,500 g 未満の低出生体重児の出生数は 86,269 人（全出生数の 9.4 ％）で、そのうち 1,500 g 未満の極低出生体重児は 6,742 人（0.7 ％）、1,000 g 未満の超低出生体重児は 2,816 人（0.3 ％）である[4]。

■ Clinical tips ■

● 低出生体重児の管理方法について日頃から新生児科医とコミュニケーションをとっておくことをお勧めする。低出生体重児の気管チューブは細いために痰や血液による閉塞が起こりやすいため、呼吸状態には十分注意し時々気管内吸引を行っている。

参考文献

1) Spaeth JP, et al. The Extremely premature Infant（Micropremie）. In：Cote and Lerman, editor. A Practice of Anesthesia for Infants and Children. 5th ed. Philadelphia：Elsevier Saunders：2013. p.733-45.

2) Glass HC, et al. Anesth Analg 2015；120：1337-51.

3) Ing RJ, et al. Specific Problems and Anesthesia Management of Extremely Low Birthweight Infants. In：Bruno Bissonnette, editor. Pediatric Anesthesia：Basic Principles, State of the Art, Future. 1st ed. Shelton：People's Medical Publishing House-USA：2011. p.1392-405.

4) 政府統計の総合窓口（e-Stat）（https：//www.e-stat.go.jp/）「人口動態調査　性・年次別にみた出生時の体重（500 g 階級）別出生数及び百分率並びに出生時の平均体重」（厚生労働省）

2. 口唇口蓋裂の麻酔

松本　友里、鹿原　史寿子

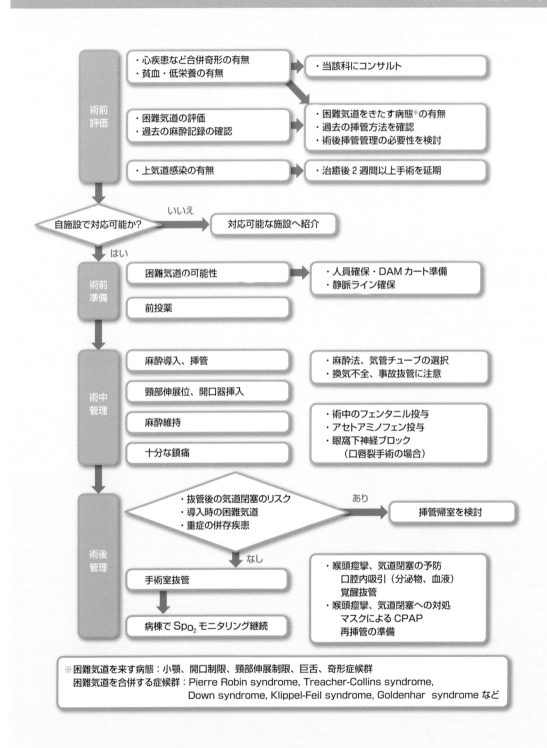

■ フローチャート解説 ■

術前評価

●先天性心疾患などほかの合併奇形を有する場合や、哺乳不良による貧血・低栄養を認める場合は当該科にコンサルトする。困難気道を来す病態※の有無を確認し、手術歴があれば麻酔記録で前投薬の効果、マスク換気・挿管困難の有無、挿管方法などを確認する。上気道感染罹患時は周術期呼吸器関連合併症が増加するため、治療後2週間以上は手術を延期する。

●術後管理を含めた周術期管理が自施設では困難と判断した場合は、対応可能な施設へ紹介する。

前準備・術中管理

●困難気道が予測される場合は人員を確保、DAMカートを準備し、麻酔導入前に静脈路を確保する。前投薬は症例ごとに検討する。

●セボフルランで緩徐導入したのち静脈路を確保、マスク換気可能なことを確認し、筋弛緩薬を投与して気管挿管する。チューブの屈曲による閉塞や口腔内でのたわみによる事故抜管を防止するため経口RAEチューブを選択する。分泌物や術野の出血が気管内に流れ込むのを防止するためカフ付きを使用するか、咽頭パッキングを行う。チューブは下顎正中に固定し消毒薬で剥がれないよう防水テープで保護する。頸部伸展位でチューブが浅くなる事故抜管や、開口器によるチューブの屈曲・閉塞の可能性があるため、1回換気量や気道内圧、カプノグラフィーの変化に注意する。

●麻酔維持はセボフルラン、フェンタニル、レミフェンタニル、筋弛緩薬によるバランス麻酔で行う。小児でのプロポフォール使用に習熟していれば全静脈麻酔による維持も可能である。

●口蓋裂手術の術後は強い疼痛を訴える場合があるが、術中のフェンタニル投与が過量になると呼吸抑制や覚醒遅延が起こるので注意する。口唇裂手術では両側の眼窩下神経ブロックが有用である。筆者らの施設では術者が施行し、乳児であれば一側につき0.2%ロピバカイン0.5～1mL程度投与している。いずれの手術もアセトアミノフェンを併用する。

術後管理

●導入時に困難気道であった場合や、開口器による舌浮腫や口蓋裂閉鎖に伴う口腔内スペースの減少による上気道閉塞が懸念される場合は、挿管したままICUへの帰室を検討する。

●手術室で抜管する場合、血液や分泌物による喉頭痙攣のリスクが高いので十分に吸引し、覚醒下または十分な咳嗽反射を確認した後に、再挿管の準備を行った上で抜管する。一般病棟に帰室する場合でも、少なくとも翌朝までSpO$_2$のモニタリングを継続する。

■ Facts ■

●口唇裂・口蓋裂の発生頻度は750出生に1例である[1]。患児の36.7%は他の合併奇形を有し、中枢神経系・筋骨格系、泌尿器系、心血管系の異常が多い[2]。

●口蓋形成術後の気道合併症（低換気、上気道閉塞、再挿管、喉頭痙攣）の発生率は約23%である。危険因子として、顔面・気道の奇形、術前の上気道症状、困難気道の既往、ICUへの入室予定、挿管施行回数、術者や麻酔科医の経験年数が浅い場合、手術時間160分以上、オピオイドの過量投与、などが挙げられる[3, 4]。

●両側の口唇口蓋裂は片側の口唇口蓋裂より挿管困難の可能性が高い[1]。

■ Clinical tips ■

●口唇裂は生後3～6カ月、口蓋裂は12～18カ月で形成術を行うことが多い。他の合併奇形によって手術時期は影響を受ける。

●困難気道の原因には喉頭展開の難しさのほか、喉頭鏡のブレードが口蓋裂の隙間にはまり込んだり、口腔内のワーキングスペースが狭いことがあげられる。口蓋裂の児でHotz床がある場合、装着したまま喉頭展開を行った方が容易なことが多い。

●経口RAEチューブがない場合は、代替として通常の気管チューブやらせん入りチューブを用いるが、通常の気管チューブは屈曲により閉塞しやすく、らせん入りチューブはたわみやすく、事故抜管の危険がある点に留意する。細径のカフ付き経口RAEチューブも販売されているが、カフ圧のモニターを行うなど基本的な注意を行う。小児でのカフ付きチューブ使用に習熟していない場合は咽頭パッキングで対応する。

●術後の気道浮腫予防にデキサメタゾン0.5mg/kgの投与が有用である可能性がある[5]。

参考文献

1) Nargozian C. Pediatr Anesth 2004；14：53-9.
2) Stoll C, et al. Cleft Palate Craniofac J 2000；37：41-7.
3) Jackson O, et al. Cleft Palate Craniofac J 2013；50：330-6.
4) Basta MN, et al. Cleft Palate Craniofac J 2018；55：574-81.
5) Stricker PA, et al. Plastic and Reconstructive Surgery. In：Cote CJ, et al, editor. A practice of anesthesia for infants and children. 6th ed. Amsterdam：Elsevier；2018. p. 804-6.

3. 耳鼻咽喉科の麻酔

坂口　雄一、北村　祐司

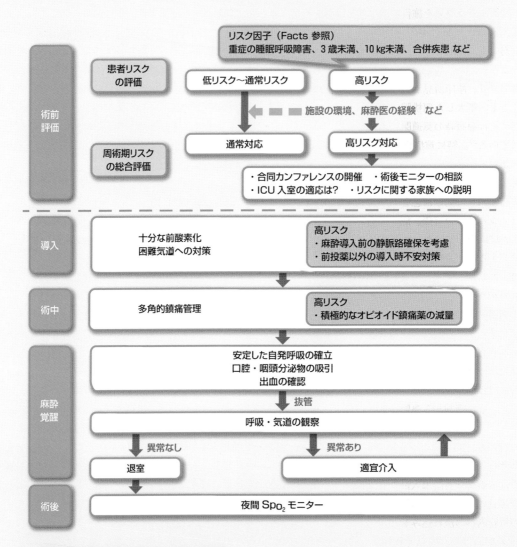

表　閉塞性睡眠時無呼吸の評価手段と重症の基準例

	評価手段	コメント	重症の基準例
検査	ポリソムノグラフィ	AHIによる重症度と術後合併症に関連あり。	AHI＞10回/時
	夜間オキシメトリー	夜間最低Sp_{O_2}値から重症度を推定する。	最低Sp_{O_2}＜85%（MOS≧3）
家族からの情報	鼻閉の有無	普段から口呼吸であればマスク換気時は開口させる。	
	睡眠時の体位といびき/無呼吸の関係	仰臥位以外で普段から寝ている場合は、麻酔導入時や覚醒時もその体位が気道に有利な可能性あり。	
	睡眠時の様子の動画	呼吸イベントが起こった際の動画を撮影してもらう。	

■ フローチャート解説 ■

● 本フローチャートは、扁桃腺・アデノイド摘出術（adenotonsillectomy：AT）の麻酔管理を行うにあたって原則的な事項を記載した。

● 患者リスクの評価で重要なのは閉塞性睡眠時無呼吸（obstructive sleep apnea：OSA）の評価である。厳密にはポリソムノグラフィを施行し、無呼吸・低呼吸指数（apnea hypopnea index：AHI）などの指標による診断と重症度分類が必要だが、臨床的には夜間オキシメトリーによるSp_{O_2}推移からMcGill oximetry score（MOS）[1]で代用したり、臨床所見から上気道閉塞の程度を把握する。また、肥大した扁桃腺やアデノイドを除去しても手術当日は睡眠時の気道閉塞所見は改善しないと報告されている[2]。特に重症OSAを合併する場合はこのことを念頭に置いて麻酔計画を練る必要がある。

● 患者リスクを踏まえて総合的な周術期リスクを評価する。高リスクの基準は患者因子のみではなく施設の環境（リカバリーの有無、病棟のモニター環境など）、麻酔医の経験などで変わってくる。

● 麻酔導入時は気道確保困難に備えて十分な前酸素化を行う。ATに限ったことではないが、手術室入室時やマスクを当てる時などに激しく啼泣したり暴れることがないように非薬物療法による不安軽減に努める。前投薬の安全性についてはOSA患児に対するエビデンスに乏しいが、気道閉塞の危険があるため、特に高リスク患者では投与を避ける方がよいであろう。

● 換気困難な場合は口腔エアウェイや声門上器具の使用を検討する。術前から鼻閉が強く口呼吸の場合は口気道を開通させるようにマスク換気を行う。

● 緩徐導入、急速導入のどちらかを強く支持するエビデンスはない。末梢静脈路確保に時間がかかることが予想される場合は麻酔導入前に確保するとよい。

● 気管挿管はRAEチューブが用いられることが多い。血液の気管内への流れ込みを防止するため、カフ付きチューブの有用性が高い。術中は頚部後屈位となるためチューブが浅くなることに注意する。カフがチューブ先端近くにある低圧・大容量カフタイプは有用かもしれない。

● 特に重症OSAの児ではオピオイドを積極的に減量する。アセトアミノフェン、非ステロイド性抗炎症薬、デキサメタゾン、ケタミン、デクスメデトミジン（日本では適応外使用であることに注意）でATの鎮痛効果が報告されている[3]。デキサメタゾンについて、米国耳鼻科学会のATのガイドラインでは術後悪心・嘔吐の減少、飲水可能時間の短縮、鎮痛効果から術中単回投与が高いエビデンスレベルで推奨されている[4]。

● 抜管を覚醒下とするか深麻酔下とするかは議論の分かれるところである。いずれにしても抜管前に以下を行っておく。

・麻酔が深いうちに口腔内、咽頭部をよく吸引する。創部を傷つけないように注意する。
・気管内吸引をする場合も麻酔が深いうちに行う。
・筋弛緩を回復させる（四連反応比100％）。
・自発呼吸を出して安定した呼吸（回数、1回換気量、呼吸様式など）を確認する。
・鎮痛不十分の場合は少量ずつオピオイドを追加する。

● 抜管後に気道閉塞所見があれば適宜マスクにて持続気道陽圧（continuous positive airway pressure：CPAP）、肩枕の挿入、側臥位など介入を行う。

■ Facts ■

● ドイツの単一施設での2009〜2017年の1,995人を対象とした後方視研究[5]により術後急性期合併症のリスクファクターとして以下が報告された。

・年齢＜3歳（OR 3.8, 95%CI 2.1-7.1）
・低体重＜13.2kg（OR2.6, 95%CI 1.5-4.4）
・OSA合併（OR 2.4, 95%CI 1.5-3.8）
・顎顔面形成異常や染色体異常（21トリソミーなど）の合併（OR 2.3, 95%CI 1.4-3.8）
・アデノイド＋扁桃摘出術（アデノイド摘出のみと比べて）（OR 7.9, 95%CI 4.7-13.1）

● また、同研究より術後合併症はOSA合併群で7.1％、非OSA合併群で2.7％と報告された。

■ Clinical tips ■

● 小児期に行われる手術の中でも、ATはさまざまな施設で数多く実施されている手術のひとつである。安全な周術期管理において麻酔科医は重要な役割を持つ一方で、実際の麻酔管理はバリエーションに富んでいる。重要なことは、リスクを適切に評価することと、耳鼻科医とコミュニケーションを十分に取り周術期管理の方針を決定することである。実際の麻酔では気道管理と創部からの出血に注意する。

参考文献
1) Nixon GM, et al. Pediatrics 2004：113：e19-e25.
2) Nixon GM, et al. Pediatr Pulmonol 2005：39：332-8.
3) Zhu A, et al. Anesth Analg 2017：125：1569-87.
4) Mitchell RB, et al. Head Neck Surg 2019：160：S1-S42.
5) Gehrke T, et al. Anaesthesia 2019：74：1572-9.

4. 肥厚性幽門狭窄の麻酔

青木　真理子

周術期管理の流れ

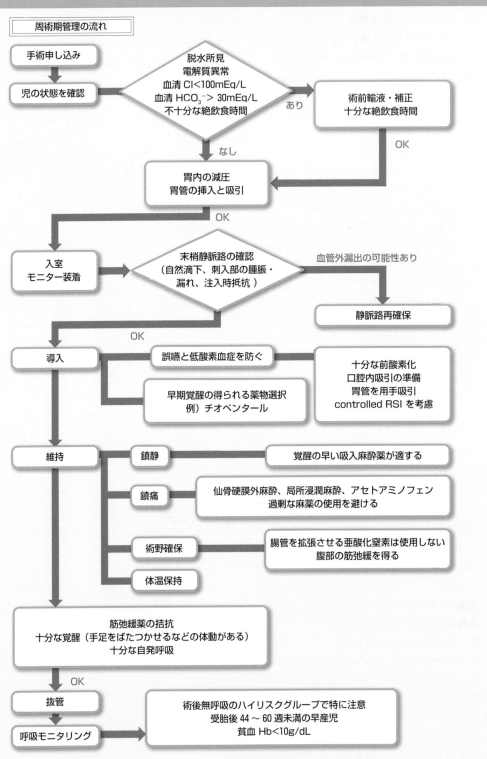

手術申し込み

児の状態を確認

脱水所見
電解質異常
血清 Cl<100mEq/L
血清 HCO₃⁻> 30mEq/L
不十分な絶飲食時間

あり → 術前輸液・補正
十分な絶飲食時間

OK

なし

胃内の減圧
胃管の挿入と吸引

OK

入室
モニター装着

末梢静脈路の確認
（自然滴下、刺入部の腫脹・
漏れ、注入時抵抗 ）

血管外漏出の可能性あり → 静脈路再確保

OK

導入

誤嚥と低酸素血症を防ぐ

十分な前酸素化
口腔内吸引の準備
胃管を用手吸引
controlled RSI を考慮

早期覚醒の得られる薬物選択
例）チオペンタール

維持

鎮静 — 覚醒の早い吸入麻酔薬が適する

鎮痛 — 仙骨硬膜外麻酔、局所浸潤麻酔、アセトアミノフェン
過剰な麻薬の使用を避ける

術野確保 — 腸管を拡張させる亜酸化窒素は使用しない
腹部の筋弛緩を得る

体温保持

筋弛緩薬の拮抗
十分な覚醒（手足をばたつかせるなどの体動がある）
十分な自発呼吸

OK

抜管

呼吸モニタリング → 術後無呼吸のハイリスクグループで特に注意
受胎後 44 ～ 60 週未満の早産児
貧血 Hb<10g/dL

■ フローチャート解説 ■

● 肥厚性幽門狭窄症（hypertrophic pyloric stenosis：HPS）の児では、頻回の嘔吐により脱水、低クロール性アルカローシスを来しやすい。周術期管理の重要な点は、脱水と電解質異常を十分に補正してから手術に臨むことであり、これを怠ると覚醒遅延や術後無呼吸などの合併症の原因となる。多くの児では治療開始から12〜48時間程度で手術可能な状態となる。

● 過度の代謝性アルカローシスは不整脈、循環虚脱、けいれん、術後無呼吸などの原因となるが、どこまで補正すれば安全なのかという基準は明らかになっていない。一例として、血清 $Cl > 100mEq/L$、血清 HCO_3^- $< 30mEq/L$ を提示する文献がある[1]。

● 患児はフルストマックであり誤嚥のリスクがあるため、事前に胃管を留置し十分に吸引してから導入する。

● 麻酔導入は、低酸素血症と誤嚥を防ぐことのできる方法を選択する。新生児・乳児に対する覚醒下挿管は、組織損傷、徐脈、息こらえ、喉頭痙攣、誤嚥などのリスクがあるため推奨されない。輪状軟骨圧迫を併用しマスク換気を行わない古典的 rapid sequence induction（RSI）は、新生児では適切な輪状軟骨圧迫が困難であること、輪状軟骨圧迫により挿管操作が困難になる可能性があること、短時間で低酸素血症になりやすいことから議論がある。筋弛緩薬を投与し、輪状軟骨圧迫を行わず、低圧でマスク換気を行う（ピーク圧 < $10〜12cmH_2O$）controlled RSI（modified RSI）では低酸素血症や徐脈の発生頻度が低く挿管困難が少なく、推奨される[2]。

● 術野の確保のため、消化管を拡張させる亜酸化窒素の使用は控え、仙骨硬膜外麻酔や非脱分極性筋弛緩薬により筋弛緩を得る。

● この手術が行われるタイミングは新生児期・乳児期早期が多く術後無呼吸のリスクがあるため、麻薬は慎重に投与されるべきである。術後鎮痛は、仙骨硬膜外麻酔、局所浸潤麻酔、アセトアミノフェン坐剤（15mg/kgが上限）などの呼吸抑制のないものを主体とする[1]。

● 術前アルカローシスの補正が不十分であったり術中に過換気とすると脳脊髄液のpHが上昇し術後呼吸抑制をきたす可能性があるので注意する。術後も呼吸モニタリングが適切に行える病棟で管理を行う。特に、受胎後44〜60週未満の早産児、貧血（Hb < 10g/dL）のある児ではリスクが高いため注意する[1]。

■ Facts ■

● HPSは新生児期に手術を受けるもっとも一般的な病気のひとつであり、発生頻度は 0.9〜5.1/1000 出生で、男児で多く（4〜5倍）、平均発症年齢は生後5週である。

● PSの古典的三徴（低クロール血症、低カリウム血症、代謝性アルカローシス）を示す症例は超音波による早期診断により減少しており、近年の報告では[3]、低クロール血症25%、低カリウム血症8%、代謝性アルカローシス18%であった。

■ Clinial tips ■

● 通常手術は1時間程度で終了するため、早期覚醒と抜管を視野に麻酔を行う。著者の施設では導入はアトロピン 0.01mg/kg、フェンタニル 1〜2μg/kg、チオペンタール 4〜5mg/kg、ロクロニウム 1mg/kg を順に投与し、controlled RSI を行う。チオペンタールを投与した直後にロクロニウムを投与すると白濁して静脈路が使用不能となるため、チオペンタール投与後に生理食塩水をフラッシュしてからロクロニウムを投与する。新生児期のプロポフォール投与に関しては使用量や安全性に関する知見が十分でないため、著者の施設ではチオペンタールでの導入が好まれている。導入前から挿管後まで胃管から用手吸引を行っている。

● 著者の施設では仙骨硬膜外麻酔を行っており、術中の麻薬の追加投与は通常不要である。新生児の仙骨硬膜外麻酔に慣れていない施設では局所浸潤麻酔でもよいだろう。

参考文献
1) Kamata M, et al. Paediatr Anaesth 2015；25：1193-206.
2) Neuhaus D, et al. Pediatr Anesth 2013；23：734-40.
3) Tutay GF, et al. Pediatr Emerg Care 2013；29：465-8.

5. 腹部手術の麻酔

五十嵐　あゆ子

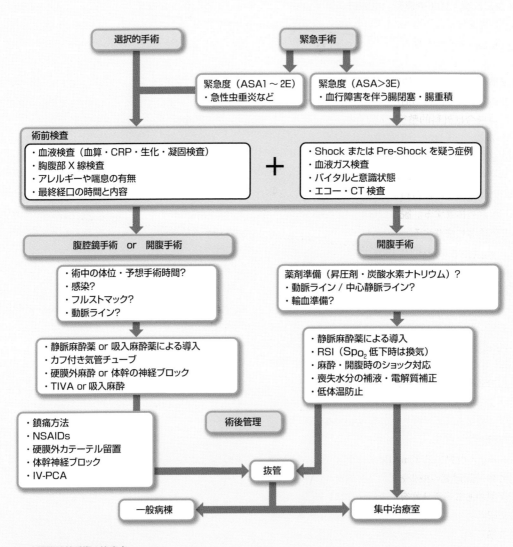

表　小児腹腔鏡手術の注意点

気道	気管支挿管、呼吸回路のリークの増加、気管チューブの屈曲・閉塞
呼吸	気腹や体位による1回換気量の低下、無気肺
循環	腹腔内圧上昇による静脈還流・心拍出量の低下
麻酔	浅麻酔、高二酸化炭素血症
その他	気腹ガスによる体温低下、乏尿（特に乳児）、頭蓋内圧の上昇

●腹部手術は選択的手術と虫垂炎などの緊急手術に大別される。

術前評価

●通常の術前評価に加えて、嘔吐や下痢で経口摂取が困難な症例は低血糖や電解質異常を示す場合がある。小児は軽微なストレスでもADH分泌が亢進するが[1]、低Na血症は意識低下や痙攣、脳障害につながることがある。炎症反応の上昇や血液凝固の異常を認める場合は、硬膜外麻酔は避ける。

緊急手術

●腸重積は2歳までの乳幼児に好発し原因は不明なことが多い。80％は内科的治療が奏功するが、治療に反応しない場合は外科的整復や腸管切除が行われる[2]。絞扼性イレウスなど血行障害を伴う腸閉塞は緊急に開腹手術を要する。緊急手術は原則フルストマックとして導入はrapid sequence inductionで行う。Sp_{O_2}が低下する場合は胃送気にならぬよう低圧で換気を行い筋弛緩を得てから挿管する。脱水、電解質異常、アシドーシス、低体温に注意する。

腹腔鏡手術

●術後の早期回復や腸管の癒着が少ないこと、長期的には整容性が優れるなどの利点によって選択的手術だけでなく虫垂炎など緊急手術においても腹腔鏡手術が選択される機会が多い。一方で、手術時間が長い、気腹による血圧の低下や横隔膜の挙上による呼吸管理の困難、空気塞栓などの合併症や出血時の止血困難など、麻酔の管理で注意すべきことは成人とほぼ同様である。しかし小児の腹腔鏡手術に特有と思われる問題もある（表）。乳児や小児では少ないガス流量で腹腔内圧が急激に上昇する。安全な気腹圧は乳児では6～8mmHg、小児では12mmHgといわれており[3]、過剰圧では静脈還流の減少と心拍出量の低下が起こる。循環疾患のある患者は許容できる気腹圧や気腹時間はさらに限られる。気腹や術中のトレンデレンブルグ位による横隔膜の頭側への圧排により、横隔膜優位の呼吸である乳児や新生児は換気が制限され[4]気管分岐部の頭側移動で気管支挿管が起こりやすい。幼児ではしばしば術中に覆布で全身が覆われる。術野が狭いため手術台を過度に傾斜させたり患者の頭側から外科医がデバイス操作することもあり、気管チューブやライン類の屈曲や身体の圧迫による神経麻痺、褥瘡などにも注意が必要である。

麻酔管理

●開腹手術と腹腔鏡手術の麻酔に大きな違いはない。新生児や、乳児の長時間にわたる手術では血糖値や電解質異常などをモニターするため動脈ライン留置も考慮してもよい。一般に腹腔鏡手術は開腹手術に比べて術野からの不感蒸泄は少ないとされているが、乳児や幼児では気腹中尿量が低下しやすい。経口飲水の術前制限が長時間である場合は導入後に十分な補液を行う。気腹による換気の減少や二酸化炭素の血中移行による高二酸化炭素血症を防ぐために一般的に腹腔鏡操作中は高い換気圧で換気回数を増加させる必要がある。近年は乳児症例でもカフ付き気管チューブが使用される。カフ付き気管チューブは気道のエアリークを減少し換気効率を改善、より正確な呼気CO_2の濃度を測定できるなど、腹腔鏡手術の呼吸管理では利点があるが、過剰なカフ圧を避けるなど基本的な注意は必要である。

術後管理

●状態が落ち着いていれば抜管して一般病棟で管理する。手術侵襲が大きい場合は集中治療室で管理する。

■ Facts ■

●厚生労働省のデータによればわが国の0歳から14歳までの腹部手術は年間約2万件である。新生児期を除く小児で頻度の高い腹部疾患は、虫垂炎、腸重積であり、ついで腸閉塞、胆石や胆道炎などの胆道系疾患、クローン病や潰瘍性大腸炎などの消化管疾患である[5]。

■ Clinical tips ■

●腹腔鏡手術は開腹手術に比べ創痛が少ないとされるが、小児は腹腔鏡手術後も強い痛みを訴えることがある。覚醒時の疼痛は不穏につながるため麻酔終了前に硬膜外や体幹の神経ブロックなどで十分な鎮痛を図る。硬膜外や持続神経ブロックカテーテルの留置は全身麻酔下で行う。いずれも成人同様に効果的な鎮痛の方法であるが、幼児では安静が保てずカテーテルの長時間の留置が困難であることがある。

参考文献

1) Halberthal M, et al. BMJ 2001；322：780-2.
2) 日本小児救急医学会ガイドライン作成委員会．エビデンスに基づいた小児腸重積症の診断ガイドライン．東京：へるす出版；2012.
3) Sureka SK, et al. J Pediatr Urol 2016；12：281.e1-281.
4) Neira VM, et al. Can J Anesth 2015；62：798-806.
5) 黒田達夫．日腹部救急医会誌2009；29：35-8.

6. PDA・VSD・ASDの麻酔

畠山　陽介

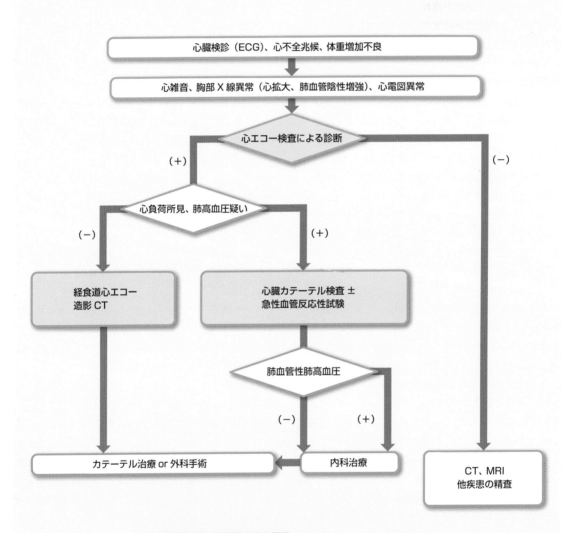

表　肺血管抵抗に影響を与える因子

肺血管抵抗上昇	肺血管抵抗低下
低酸素血症	高濃度酸素吸入
高二酸化炭素血症	低二酸化炭素血症
高PEEP・無気肺	機能的残気量レベル
アシドーシス	アルカローシス
血管収縮薬	血管拡張薬、一酸化窒素（NO）
高ヘマトクリット	低ヘマトクリット
浅麻酔	十分な麻酔（鎮静、鎮痛）

■ フローチャート解説 ■

●先天性心疾患は、一般的にその血流パターンから肺血流増加型と肺血流減少型に分類される。動脈管開存症（patent ductus arteriosus：PDA）、心室中隔欠損症（ventricular septal defect：VSD）、心房中隔欠損症（atrial septal defect：ASD）は左右短絡から血管抵抗の低い肺循環へ過剰な血液が流れるために肺血流増加型に分類され、短絡血流が過度になると次第に肺高血圧を呈するようになる。

●本フローチャートは、診断から病態把握、検査、治療選択までの一連の流れをまとめたものである。心エコーは、簡便で非侵襲的であり病態把握および診断を行ううえで最も有用である。エコー上、心拡大や肺高血圧（pulmonary hypertension：PH）から治療適応となった場合は心臓カテーテル検査を行う。

●シャント閉鎖適応は、肺体血流比（pulmonary blood flow/systemic blood flow ratio：Qp/Qs）＞1.5で肺血管抵抗係数（pulmonary vascular resistance index：PVRI）＜6Wood単位・m^2かつ肺体血管抵抗比（PVRI/systemic vascular resistance index：SVRI）＜0.3とされる[1]。

●閉鎖適応となった場合は、開胸による外科的閉鎖術またはASDや小児のPDAでは経皮的なカテーテルによる手術が選択される。外科的閉鎖術は治療の基本であり、治療成績は良好である。カテーテル治療は、手術創がない、人工心肺リスクの回避や入院期間の短縮などの利点があり、年齢や体格、形態的な適応条件を満たせば現在第一選択となっている。治療成績も外科的閉鎖術同様良好である。

●麻酔の術前評価では、心不全徴候や心拡大の有無、シャントの部位や方向、流量、肺高血圧の有無、他の合併疾患などについて確認する。手術は全身麻酔で行われ、麻酔薬は一般的に心機能や年齢に合わせてセボフルランやミダゾラム、プロポフォールが選択される。術中鎮痛には主にフェンタニルやレミフェンタニルを使用し、ロクロニウムで筋弛緩を得る。経食道心エコーはカテーテル治療の適応決定や術中心機能および修復後評価に有用である。また開心術の場合、一般的な術中モニタリングに加え、動脈圧ライン、中心静脈圧ラインは血液ガス分析や循環動態評価の指標として有用である。

●先天性心疾患の麻酔では、麻酔管理による肺血流のコントロールが特に重要である。肺血管抵抗に影響を与える因子を左下表にまとめた。PDA、VSD、ASDのような肺血流増加型の先天性心疾患の場合、肺血管抵抗を高くし、体血流を保つ管理が基本となる。特に新生児や乳児では、Fi_{O_2}の上昇や過換気で容易に肺血流が増加するため、原則room air + mild hypercapniaで肺血流を抑制するよう管理する。心不全傾向が強い場合にはカテコールアミンで循環サポートも同時に行う。人工心肺離脱後には、水分過多や補体活性化、カテコールアミン、無気肺などによって肺血管抵抗は上昇するため、肺血管抵抗を下げる管理へシフトする。術前からのPH合併は肺高血圧クリーゼ（PH crisis）の最大の危険因子であり、しばしば患児の予後を左右する。PH crisisは特に低酸素血症や浅麻酔、気管内吸引刺激などによって誘発されるため、術中から十分な鎮静・鎮痛を行い不必要な気管内吸引は避けるよう心掛ける。

●術後の急性期管理では酸素供給の最大化と酸素需要の最小化を目指す。つまりは、十分な前負荷（輸液、輸血）、後負荷の減少（血管拡張薬）、心収縮力の増加（強心薬）によって酸素供給を増やしつつ、適切な鎮痛、鎮静、体温管理によって酸素需要を減らすことが重要である。

●これらの先天性心疾患では、重度の心不全や重篤な合併症がなければ早期抜管が可能である。

■ Facts ■

●日本胸部外科学会学術調査（2017年）[2]によるとわが国の単独PDA、VSD、ASDの術後院内死亡率はそれぞれ次のとおりである。

　PDA（非人工心肺下）：18/514（3.5%）

　VSD（人工心肺下）：4/1488（0.3%）

　ASD（人工心肺下）：7/1418（0.5%）

■ Clinical tips ■

●未熟児PDAの術後には約30～44%で低血圧と酸素化障害を生じる。これは"post-ligation cardiac syndrome"と呼ばれ、結紮後の急激な前負荷・後負荷の変化に伴う心機能悪化や末梢血管の調節障害が原因とされる[3]。基本的にカテコールアミン投与で改善可能であるが、カテコールアミン抵抗性の場合には、低用量ハイドロコルチゾンが有効であったとする報告もある[4]。

参考文献

1) 日本循環器学会. 肺高血圧症治療ガイドライン（2017年改訂版）.
2) 日本胸部外科学会. Thoracic and cardiovascular surgeries in Japan during 2017.
3) Ulrich TJB, et al. J Perinatol 2018 May；38：537-42.
4) Noori S, et al. J Perinatol 2015；35：123-7.

7. 四肢の手術の麻酔

川村　大資、笹川　智貴

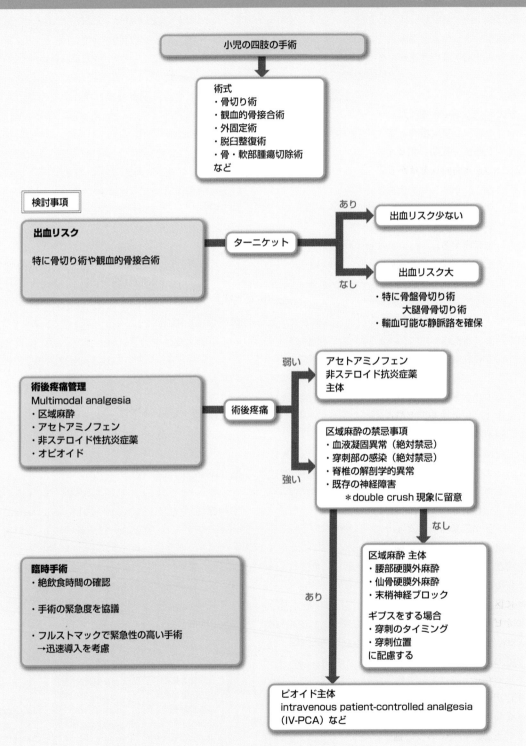

小児の四肢の手術

術式
・骨切り術
・観血的骨接合術
・外固定術
・脱臼整復術
・骨・軟部腫瘍切除術
など

検討事項

出血リスク

特に骨切り術や観血的骨接合術

ターニケット

あり → 出血リスク少ない

なし → 出血リスク大
・特に骨盤骨切り術
　　　　大腿骨骨切り術
・輸血可能な静脈路を確保

術後疼痛管理
Multimodal analgesia
・区域麻酔
・アセトアミノフェン
・非ステロイド性抗炎症薬
・オピオイド

術後疼痛

弱い → アセトアミノフェン
非ステロイド抗炎症薬
主体

強い → 区域麻酔の禁忌事項
・血液凝固異常（絶対禁忌）
・穿刺部の感染（絶対禁忌）
・脊椎の解剖学的異常
・既存の神経障害
　　＊double crush 現象に留意

なし → 区域麻酔 主体
・腰部硬膜外麻酔
・仙骨硬膜外麻酔
・末梢神経ブロック

ギプスをする場合
・穿刺のタイミング
・穿刺位置
に配慮する

臨時手術
・絶飲食時間の確認

・手術の緊急度を協議

・フルストマックで緊急性の高い手術
　→迅速導入を考慮

あり → ピオイド主体
intravenous patient-controlled analgesia
（IV-PCA）など

■ フローチャート解説 ■

● 小児の四肢手術には、先天性股関節脱臼やペルテス病などに対する骨切り術・大腿骨骨切り術、外傷・骨折に対する骨接合術、外固定術、脱臼整復術、骨・軟部腫瘍切除術などが含まれる。

● 四肢の手術には、ターニケットを用いて出血量の減少を期待できる術式がある一方で、骨盤骨切り術や大腿骨骨切り術などではターニケットを用いることができないため、出血に備えて、十分な輸液・輸血ができる静脈路の確保を考慮すべきである。

● 術後疼痛の強い手術では、硬膜外麻酔、末梢神経ブロックなどの区域麻酔や、アセトアミノフェン、非ステロイド性抗炎症薬、オピオイドなどを組み合わせて multimodal analgesia をはかる。

● 四肢の手術は体性痛が主体であるため区域麻酔のよい適応である。区域麻酔に対して禁忌事項がない場合、腰部硬膜外麻酔、仙骨硬膜外麻酔、末梢神経ブロック施行を考慮する。

● 腰部硬膜外麻酔・仙骨硬膜外麻酔は、左右両側性に効果が発現するため、両側下肢の手術において選択しやすい。一方で、片側手術においては健側も神経遮断される点が欠点となりうる。末梢神経ブロックは神経支配領域に限局した神経遮断を狙える点が利点であるが、薬物の投与総量が比較的多量となりやすく局所麻酔薬中毒発症のリスクが懸念される。また尿閉は硬膜外麻酔では起きうる合併症だが、末梢神経ブロックでは起きないため硬膜外麻酔に特有の欠点である。

● 区域麻酔の禁忌事項は、血液凝固異常、穿刺部の感染、脊椎の解剖学的異常、既存の神経障害である。

● 四肢の手術には術後にギプス装着を行うものもある。区域麻酔の施行を考えている場合には、穿刺部がギプスで覆われてしまう位置であるか否かを事前に確認し、区域麻酔施行のタイミングを考慮する。

● 術後のギプス装着が長期間にわたるなどの理由で区域麻酔のカテーテル留置が選択しにくい症例や、区域麻酔のみでは鎮痛範囲が不足する症例、禁忌事項のために区域麻酔が不可能な症例には、フェンタニルなどのオピオイドによる intravenous patient-controlled analgesia（IV-PCA）を考慮する。

● オピオイドによる IV-PCA 施行中はこまめに患者の診察を行い、鎮痛効果の判定や呼吸抑制・悪心などの副作用出現に注意を払い、適宜、流量を調整する。

● 骨折などの緊急手術では術前の絶飲食時間が十分でないため、時間に多少の猶予があれば最低限の絶飲食時間を設けたり、迅速導入を考慮する。

■ Facts ■

● 小児の区域麻酔に伴う合併症について、Benjamin らは、全身麻酔下に神経ブロックを施行した場合と、覚醒下または鎮静下に神経ブロックを施行した場合の神経障害や重度の局所麻酔薬中毒の発生率について解析した。この報告[1]によると、合併症の発生率は全身麻酔下施行の場合1万例中2.2例で、覚醒下ないし鎮静下での施行では1万例中15.2例であった。

● また Benjamin らは、区域麻酔法における合併症の内容ごとの発生率を下記のとおり報告した[2]。

・永続的な神経障害：発生報告なし
・可逆的な神経障害：1万例中2.4例
　（末梢神経ブロックと脊髄幹麻酔の間に有意差なし）
・重症局所麻酔薬中毒：1万例中0.76例
・硬膜外膿瘍：1万例中0.76例
・皮膚感染症：1万例中53例
・硬膜外カテーテルに関連した血腫：発生報告なし
・傍脊椎ブロックによる硬膜外血腫：1万例中0.76例
・全身麻酔下での手技施行による追加リスク：なし

■ Clinical tips ■

① 臨床では、小児の神経ブロックは全身麻酔下に施行することが多い。前述のとおり、全身麻酔下という状況が合併症発生の追加リスクとなることの確認はなされておらず、全身麻酔下でも比較的安全に手技施行が可能であることが示唆される。

② 動物実験において末梢神経の中枢側を軽度に絞扼した状態で、さらに末梢側にも絞扼を加えると神経障害が顕在化する現象（double crush 現象）が認められるとの報告がある[3, 4]。小児の四肢の骨折（上腕骨顆上骨折など）で神経障害を合併している場合、神経ブロックの施行で double crush 現象を引き起こす可能性も否定はできないため、代替手段による鎮痛法を考慮するなどの慎重な判断が求められる。

参考文献

1) Benjamin JW, et al. Reg Anesth Pain Med 2014 ; 39 : 279-83.
2) Benjamin JW, et al. Anesthesiology 2018 ; 129 : 721-32.
3) Baba M, et al. J Neurol Sci 1982 ; 54 : 197-208.
4) Nemoto K, et al. The double lesion neuropathy : an experimental study and clinical cases Second International Congress. Boston, Massachusetts, 1983.

8．泌尿器科の麻酔

茶木　友浩

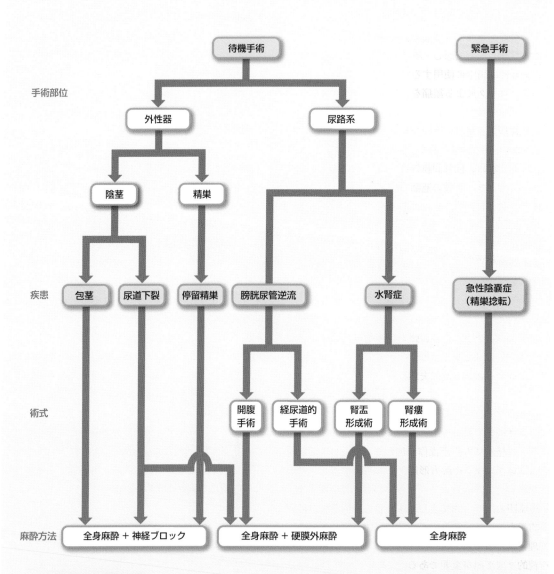

手術部位

疾患

術式

麻酔方法

表　神経ブロック選択の一例

包茎手術	尿道下裂	停留精巣
陰茎背神経ブロック	陰茎背神経ブロック 仙骨硬膜外麻酔	腰方形筋ブロック 腸骨鼠径下腹神経ブロック

■ フローチャート解説 ■

緊急手術
●精巣捻転は、発症から6〜8時間以内に手術・解除を行わないと、精巣虚血から壊死に陥り、温存が不可能となるため、可及的速やかな麻酔導入を行う必要がある。麻酔導入に際して、強い疼痛から消化管運動は低下していることが多く、フルストマックとして迅速導入を行う。

待機手術
●小手術である場合、施設によっては日帰り手術とすることも多い。術後悪心・嘔吐の頻度・重症度を軽減するために、術中に使用する麻薬量を減量し、積極的な神経ブロックによる鎮痛を行う。

包茎手術（環状切開術）
●仙骨硬膜外麻酔は、単回投与では効果持続時間が短く、術後の下肢運動感覚障害が生じうるという欠点がある。そのため、仙骨硬膜外麻酔より、長い効果持続時間が期待でき、下肢の運動も妨げない陰茎背神経ブロックが望ましい[1]。

尿道下裂
●必要な鎮痛方法は、尿道の開口部に依存する。尿道開口部が中枢側である場合、陰茎背神経ブロックでは神経支配領域の観点から十分な鎮痛効果を期待出来ない可能性があるため、仙骨硬膜外麻酔を考慮する。硬膜外カテーテルを留置する場合、刺入部の汚染やカテーテル感染を防ぐため、刺入部およびカテーテルをドレッシング材で覆う、カテーテル留置期間を可能な限り短くするといった工夫が必要である。

停留精巣
●腹部臓器として発生した陰嚢の下降の程度により手術アプローチが異なるため、術前の段階で術者に確認する。鼠径部にも手術操作が加わる場合、腸骨鼠径・下腹神経ブロックや腰方形筋ブロックを行う[2]。

膀胱尿管逆流
●逆流防止術は、開腹術と経尿道的手術がある。経尿道的手術の場合、通常は全身麻酔のみで問題なく麻酔管理可能である。開腹による膀胱尿管新吻合術では、持続的な尿流出が重要であるため、術中は十分な輸液負荷を継続する。創部痛に対しては、硬膜外麻酔による鎮痛が望ましい。また、膀胱内操作に起因する膀胱痙攣は、術後数日間、下腹部不快感と排尿時痛をもたらすが、硬膜外麻酔のほか、抗コリン薬や非ステロイド性鎮痛薬が有効である。

水腎症
●新生児期の高度水腎症で腎機能低下を伴う場合、姑息手術として腎瘻形成術、根治術として腎盂形成術が考慮される。腎瘻形成術は経皮的に行われるため、低侵襲であり鎮痛として局所麻酔を術者に依頼する。腎盂形成術は腹腔鏡手術も行われているが、硬膜外麻酔による鎮痛が望ましい。

■ Facts ■

精巣捻転[3]
●発症率：3.8/10万人（18歳未満男児）
●精巣摘出率：42%

停留精巣[4]
●有病率：30%（低出生体重児）、2〜8%（正期産児）、1〜2%（1歳児）
●片側性：77%、両側性：23%

■ Clinical tips ■
●仙骨硬膜外麻酔を行う場合、術後に下肢の感覚障害や運動障害が生じうることを、術前の段階であらかじめ家族および患児に説明しておくべきである。

●腎移植や重度の水腎症症例では、術前腎機能が不良な症例の麻酔管理を行う機会にも遭遇しうる。その場合、薬物代謝や腎性貧血、酸塩基平衡異常に注意し、より厳重な管理を必要とする。

●経尿道的手術で砕石位を取る場合、横隔膜挙上による影響で、気管分岐部が頭側に偏位し、容易に片肺挿管となるため、体位変換後は必ず聴診による呼吸音左右差の有無、換気状態の変化について確認を行う。

参考文献

1) Aksu C, et al. Paediatr Anaesth 2019；29：1046-52.
2) Hussein MM. J Anesth 2018；32：850-5.
3) Sharp VJ, et al. Am Fam Physician 2013；88：835-40.
4) Niedzielski JK, et al. Arch Med Sci 2016；12：667-77.

9. 誤飲，気道・消化管異物の麻酔

伊藤　真由美、横山　健

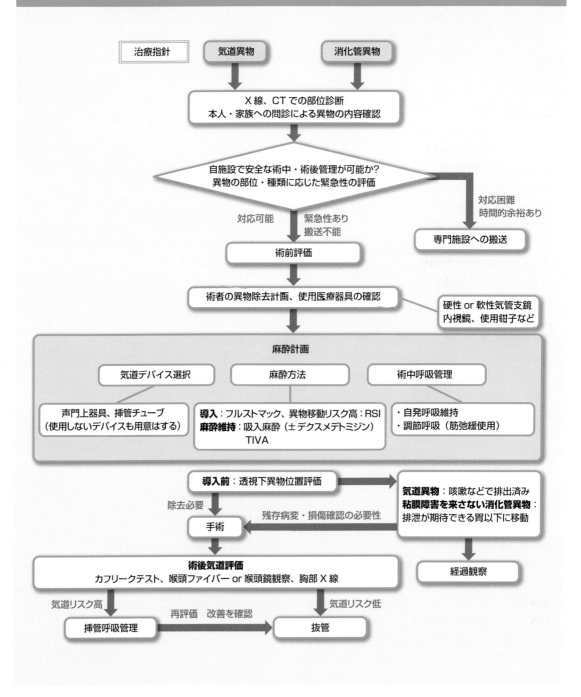

治療指針

気道異物 → 消化管異物

X線、CTでの部位診断
本人・家族への問診による異物の内容確認

自施設で安全な術中・術後管理が可能か？
異物の部位・種類に応じた緊急性の評価

対応可能／緊急性あり搬送不能 → 術前評価

対応困難時間的余裕あり → 専門施設への搬送

術者の異物除去計画、使用医療器具の確認

硬性 or 軟性気管支鏡
内視鏡、使用鉗子など

麻酔計画

気道デバイス選択　　麻酔方法　　術中呼吸管理

声門上器具、挿管チューブ
（使用しないデバイスも用意はする）

導入：フルストマック、異物移動リスク高：RSI
麻酔維持：吸入麻酔（±デクスメデトミジン）
TIVA

・自発呼吸維持
・調節呼吸（筋弛緩使用）

導入前：透視下異物位置評価

気道異物：咳嗽などで排出済み
粘膜障害を来さない消化管異物：
排泄が期待できる胃以下に移動

除去必要 → 手術

残存病変・損傷確認の必要性

経過観察

術後気道評価
カフリークテスト、喉頭ファイバー or 喉頭鏡観察、胸部X線

気道リスク高 → 挿管呼吸管理 → 再評価　改善を確認 → 抜管

気道リスク低 → 抜管

■ **フローチャート解説** ■

●異物除去の麻酔は換気困難など致死的な合併症発生の可能性もあるリスクの高い麻酔である。

気道異物

●気道異物は部位・種類に関わらず、除去を試みる。気道異物除去術の麻酔では、気道確保デバイスの選択、

術中呼吸様式の選択、吸入麻酔か全静脈麻酔（total intravenous anesthesia：TIVA）かの選択、術後管理の検討が必要となる。

●気道確保のデバイスは異物除去に使用する医療器具を考慮して選択する。入室前に術者と打ち合わせし、使用する気管支鏡などの医療器具がデバイスを通過するかなど確認する。また、換気孔付き硬性気管支鏡・直達鏡を使用する場合は換気方法の確認も行う。手術室には使用予定している気道デバイスのみではなく、さまざまな事態に対応できるように各種、各サイズの声門上器具と気管チューブを準備する。術前評価で挿管困難を予想しなくとも、術中・術後の気道トラブルに備え、困難気道用の物品もそろえておく。

●麻酔導入は異物移動による換気困難のリスクがある。このため、静脈路確保後の導入が望ましい。Rapid sequence induction（RSI）の選択は異物移動リスクやフルストマックの有無で検討する。

●麻酔維持では、吸入麻酔は調節性に富むが、除去手技による無呼吸時間や換気困難により浅麻酔を起こす可能性がある。吸入麻酔を主体とし自発呼吸の維持を目標とするにはデクスメデトミジンの併用を勧めるものもある。安定した麻酔深度を維持する点では TIVA が有用だが、担当麻酔科医が最も慣れた麻酔方法の方が安全である。

●麻酔中の自発呼吸と調節呼吸には一長一短がある。自発呼吸のメリットとして、異物の移動の可能性が低いこと、摘出中も呼吸が維持されていることである[1]。しかし、気管内処置を行いながら体動が出ない程度の自発呼吸を維持させることは、小児に熟練していない麻酔科医にとっては危険である。調節呼吸のメリットは筋弛緩により喉頭けいれんや急な体動を防ぎ、換気困難や器具による気道損傷のリスクを減らすことである。自発・調節に限らず、術中に異物が気管を閉塞し、換気困難を来すことがある。その際には、気管支に落とし込むことで換気が改善する場合がある[2]。

●術後の抜管は、慎重に検討する。異物除去操作のため器具や気道デバイスの出し入れを複数回繰り返すことで声帯や気道浮腫を来すことも多い。術後挿管を継続し、浮腫の改善や無気肺、誤嚥性肺炎の改善を待ち抜管することを検討する[3]。ナッツ類の気道異物では、異物の膨化による局所血流障害に加え、分解吸収された遊離脂肪酸が血管内皮細胞を障害し、強い組織炎症を示し肺炎像を呈することがある[4]。

消化管異物

●消化管異物は、異物の種類や部位により手術適応と

その緊急性が決まる。緊急で除去が必要な異物は食道に停滞するもの、リチウム電池やマグネットなど粘膜障害を来すもの、鋭利なものがあげられる。たとえ無症候でも、上記にあげたものではフルストマックであろうが麻酔導入を急いだ方がよい。消化管異物除去に使われる一般的な医療器具は、消化管内視鏡や直達鏡である。気管挿管による全身麻酔が一般的である。導入はフルストマックであれば RSI を選択する。麻酔維持に関しては気道異物と違い、呼吸様式などに配慮を要することはほとんどない。食道の第一狭窄部や咽頭異物は喉頭展開の際に、マギール鉗子などで直接除去できる場合もある。異物が除去されれば、患児の麻酔覚醒にむけた気道トラブル等の懸念は気道異物除去に比べ少ない。長時間手術や消化管損傷を疑う場合を除き、覚醒抜管を検討してよい。

▶気道・消化管異物どちらとも異物の部位診断に X 線透視は有用であり、X 線透視が可能な手術台やハイブリッド手術室を検討する。また、導入前に異物が移動している場合も多く、最初に異物の位置を確認したほうがよい。

■ Facts ■

●「人口動態調査」によると平成22年から5年間で14歳以下の小児の窒息死は623件発生し、うち約24%は誤嚥に伴う窒息としている。小児の異物誤嚥は重篤な転機を来し、まれな疾患とはいえない。

■ Clinical tips ■

●異物除去手術は基本的に緊急であり、手技に熟練した麻酔科医や術者は少ない。安全に配慮したできうる限りの準備を行い、また可能な限り複数の麻酔科医で手術に望む。手術中、術者は異物除去手技に熱中し、患児の呼吸状態といった安全には気を払うことは難しく、麻酔科医は全身状態を把握し、場合によっては手技の変更や中断をも提言しなければならない。気道・消化管異物の麻酔において、麻酔科医は常に全体を俯瞰し冷静なコマンダーとして働くことが重要である。

参考文献
1）卜部智晶，ほか．麻酔 2019；68：822-5.
2）橘一也，ほか．日臨麻会誌 2011；31：946-51.
3）渡辺佳菜子，ほか．麻酔 2007；56：1065-70.
4）福山隆子．気食会報 1973；24：30-9.

10. 脳外科疾患の麻酔

鹿原　史寿子

①ICP 亢進患者の麻酔

術前評価

一般的術前評価
- 神経学的所見：意識レベル、ICP 亢進症状、痙攣、局所神経症状、発達
- バイタルサイン、画像診断、血液検査　　・既往歴　　・最終経口摂取時間

ICP 亢進症状
- 頭蓋骨縫合骨性閉鎖前（2 歳以前）：縫合離解による頭囲拡大、頭皮静脈怒張、大泉門膨隆・緊張、落陽現象、易刺激性、嘔吐、意識障害
- 頭蓋骨縫合骨性閉鎖後（2 歳以降）：頭痛、嘔吐、意識障害、うっ血乳頭

麻酔管理

ICP 亢進患者の麻酔（ICP の上昇を避け脳灌流圧を維持する麻酔管理）
- 導入：急速 or 迅速導入
  チオペンタール（4 〜 8mg/kg）、or プロポフォール（2 〜 4mg/kg）、筋弛緩薬（ICP 亢進軽度で静脈路がない：セボフルランと調節呼吸による緩徐導入）
  気管挿管前にフェンタニル（2 〜 5μg/kg）、リドカイン（1 〜 1.5mg/kg）
- 維持：プロポフォール or1 〜 1.5MAC 以下のセボフルラン[1]、フェンタニル、レミフェンタニル、筋弛緩薬、調節呼吸（Pa_{CO_2} を正常に保つ）
- 脳灌流圧維持（ICP コントロール、輸液、輸血、循環作動薬による血圧維持）
- 体温調節（高体温を避ける）、血糖、血清電解質補正
- スムーズな覚醒と抜管、懸念があれば気管挿管のまま集中治療室へ収容

②水頭症・脳室シャントトラブルに対する麻酔

術前評価

小児水頭症の原因
- 原発性水頭症：脊髄髄膜瘤、Dandy-Walker 症候群、頭蓋骨早期癒合症 など
- 続発性水頭症：頭蓋内出血（早産児脳室内出血など）、感染、腫瘍 など

- 一般的術前評価　　・水頭症の症状：ICP 亢進症状、発達遅滞 など

術式確認

水頭症：VP シャント、EVD、オンマヤリザーバー設置、脳室鏡下第三脳室開窓術

シャントトラブル
- シャント機能不全
  シャント全体 or 一部再建、一時的 EVD、補助的手段（腹腔鏡、開腹 など）
- シャント感染：シャント抜去、一時的 EVD、抗菌薬治療
- 髄液過剰排出：圧調節機能、抗サイフォン機能付きバルブへの入れ替え など

麻酔管理

- ICP 上昇を避け脳灌流圧を維持する麻酔管理（①参照）
- 体表の露出、内視鏡灌流液による低体温を避ける
- 脳室鏡下手術では観血的動脈圧モニタリング

→ 覚醒・抜管 or 挿管帰室

③頭蓋内出血に対する麻酔管理

術前評価

頭蓋内出血の部位
- 脳実質内出血　　・脳室内出血　　・くも膜下出血　　・硬膜外出血　　・硬膜下出血

頭蓋内出血の原因
- 外傷性：頭部外傷、虐待
- 非外傷性：脳血管異常：脳動静脈奇形、海綿状血管奇形、脳動脈瘤 など
  脳腫瘍、急激な脳委縮（脳症など）
  止血・凝固異常：ITP、TTP、血友病、重症肝機能障害 など

- 一般的術前評価　　・外傷性では他臓器損傷、虐待の可能性の有無

麻酔管理

- ICP 上昇を避け脳灌流圧を維持する麻酔管理（①参照）
- 呼吸・循環の安定化：
  観血的動脈圧モニタリング、輸液、輸血、循環作動薬

→ 覚醒・抜管 or 挿管帰室

ITP：immune thrombocytopenic purpura、TTP：thrombotic thrombocytopenic purpura

■ フローチャート解説 ■

①頭蓋内圧亢進患者の麻酔

●頭蓋内圧（intracranial pressure：ICP）上昇を避け、血圧の過度な低下を防ぎ、脳灌流圧を維持する麻酔を行う。チオペンタール（4〜8mg/kg）またはプロポフォール（2〜4mg/kg）と筋弛緩薬での導入が望ましい。ICP変動抑制目的で、気管挿管前にフェンタニル（2〜5μg/kg）やリドカイン（1〜1.5mg/kg）を投与し、調節呼吸でPa_{CO_2}を正常に保つ。維持はプロポフォールまたは1〜1.5MAC以下のセボフルラン[1]、フェンタニル、レミフェンタニル、筋弛緩薬で行う。

●等張〜高張輸液、輸血で血管内容量を保ち、必要に応じて循環作動薬を投与して血圧を維持する。高体温を避け、血糖、血清電解質を補正する。スムーズな覚醒と抜管を目指すが、懸念があれば気管挿管のまま集中治療室へ収容する。

②水頭症・脳室シャントトラブルの麻酔

●水頭症によるICP亢進や発達障害をみとめると、脳室−腹腔（ventriculo-peritoneal：VP）シャントの適応となる。ICP亢進に対する緊急処置の場合や、脳室内出血、感染、低体重（2,500g以下）などの理由でVPシャントが困難な場合は、一時的処置として脳室ドレナージ（external ventricular drainage：EVD）やオンマヤリザーバー設置が行われる。非交通性水頭症に対しては脳室鏡下第三脳室開窓術が行われる。

●シャント機能不全では再建が必要な部位、腹腔鏡や開腹による処置が必要かなどを確認する。感染では早急なシャント抜去と一時的EVD化、抗菌薬治療が行われる。髄液の過剰排出によるスリット状脳室では、急激なICP変動に伴う間欠的な頭痛、嘔吐、傾眠がみられ、圧調節機能や抗サイフォン機能付きバルブへの交換が必要となることがある。

●水頭症の原因、症状、術式、緊急度を確認し、ICP上昇を避け脳灌流圧を維持する麻酔を行う（①参照）。体表の露出、内視鏡灌流液による低体温を避ける。一般的モニターで管理可能だが、脳室鏡下手術では脳室内出血により急激な循環変動を来す可能性があるので、観血的動脈圧をモニターする。

③頭蓋内出血の麻酔

●頭蓋内出血による意識障害や神経症状の急速な悪化、ICP亢進による切迫脳ヘルニアでは緊急で開頭血腫除去や、EVD、外減圧術が行われる。血管異常や脳腫瘍ではMRIやMRA、血管造影による精査後の手術が望ましいが、血腫除去やEVDを先行し、状態を安定させたのち、二期的に手術することもある。止血・凝固機能異常が疑われる場合は凝固因子や血小板の補充が必要となる。

●出血部位や原因、神経所見、緊急度、術式を確認する。外傷では他の臓器損傷や虐待の可能性を確認する。ICP上昇を避け脳灌流圧を維持する麻酔を行う（①参照）。低酸素や低血圧による二次的脳損傷を予防するため呼吸・循環の安定を図る。

■ Facts ■

●シャントトラブルの発生頻度は術後1年で約40％、2年で50％であり、術後6カ月までは感染、それ以降では機械的トラブルが多いとの報告がある[2]。

●小児頭蓋内出血は外傷性のものが多い。非外傷性では脳動静脈奇形（arteriovenous malformation：AVM）など血管異常によるものが多く、ほかに脳腫瘍や止血・凝固異常などが原因となる[3]。

●小児重症頭部外傷の原因では交通外傷が約60％と最多で、ほかに転落・転倒、スポーツ外傷、虐待などが挙げられる[4]。

■ Clinical tips ■

●静脈路がない場合、ICP亢進が軽度の患者では調節呼吸を前提としたセボフルレンによる緩徐導入も可能である。

●小児では全身に対する頭部の割合が大きく、頭蓋内出血のみでも循環血液量が減少している可能性がある。ICP亢進に対する反応で血圧が上昇していると、硬膜解放後の急激なICP下降に伴い血圧が著明に低下するので輸血や昇圧剤を準備しておく。水頭症では脳室を穿刺する時に注意が必要である。

●急性期を過ぎてから行う血管異常の検査、手術の全身麻酔では、緊張や興奮による血圧上昇を予防するために前投薬を考慮してもよい。

参考文献

1) Duffy CM, et al. J Neurosurg Anesthesiol 2000；12：128-40.
2) Drake JM, et al. Neurosurgery 1998；43：294-303.
3) Lo WD. J Child Neurol 2011；26：1174-85.
4) 本多ゆみえ，ほか．神経外傷2019；42：149-59.

11．重症心身障害児の麻酔

岡田　真行

術前診察

- 一般的な術前診察…重症心身障害児の身体的特徴を考慮
  - 身体診察：骨格（関節の変形、拘縮、側弯 など）、筋緊張（亢進時の症状、亢進する誘因）
  - てんかん：発作の頻度、重症度、投薬の内容
  - 全身状態：発熱の有無、循環動態、肝機能、腎機能、血算 など
- 合併する基礎疾患の評価…全身管理への影響を考慮
  - 先天性心疾患、神経筋疾患、代謝性疾患、気道の疾患 など
- 気道・呼吸の評価
  - 肺の予備力：肺炎、無気肺の程度（胸部Ｘ線、CT）、気道分泌物量、喘鳴の有無、SpO_2値 など
  - 呼吸の状態：自発呼吸 or 人工呼吸（呼吸器設定）
  - 気道：換気・気管挿管の困難度を予測（図）
    呼吸音（気道狭窄音の有無）
    画像診断（胸部Ｘ線、CT）

歯列異常、小顎、下顎後退、舌根沈下、扁桃肥大、顎関節・頸椎の拘縮、咽頭貯留物、咽頭・喉頭炎、喉頭・気管軟化症

↓

開口障害、マスク換気困難、喉頭展開困難、挿管困難、喉頭・気管の狭窄、閉塞

図　重症心身障害児の身体的特徴と気道確保への影響

麻酔管理

- 常用薬のうち、抗痙攣薬、痙縮治療薬は術当日も継続する（Facts 参照）
- ケタミン（痙攣を誘発する）以外の全身麻酔薬、麻薬性鎮痛薬は使用可能
- 低体温となりやすい。悪性高熱症リスクを持つ症例では体温上昇にも注意

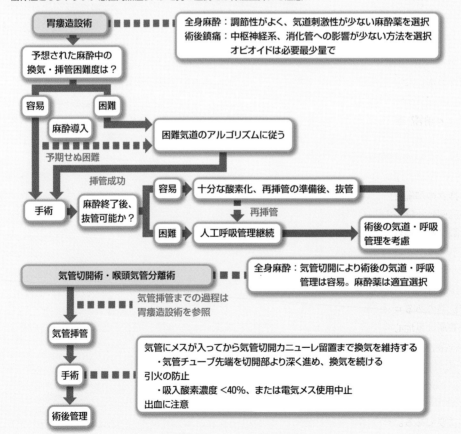

重症心身障害児の身体的特徴

- **骨格の変形、筋緊張亢進**：運動機能低下、筋緊張亢進のため全身で関節拘縮、変形、脊椎の側弯が進行する。これらは気道・呼吸管理への影響が大きく、胸郭の変形は拘束性肺障害を来し、顎関節や頚椎の拘縮や可動制限は気道確保を困難にする。筋緊張亢進は自発呼吸を妨げ、舌根沈下を助長する。また、手術体位による圧迫で骨折、脱臼、末梢神経障害、褥瘡などが生じやすい。マットレスなどで体圧分散をはかり、良肢位を維持する[1]。
- **胃食道逆流**：消化管運動低下、胃食道接合部の変位、筋緊張亢進による腹圧上昇、閉塞性呼吸による胸腔内陰圧などが誘因となり、胃食道逆流が生じやすい。
- **気道・呼吸障害**：咽頭、喉頭機能が低下し、唾液、逆流物の貯留や誤嚥を来す。誤嚥性肺炎を繰り返す症例では気道分泌物増加、無気肺などにより、換気障害や低酸素血症を生じる。咽頭、喉頭が炎症で浮腫状となると換気、挿管に支障を来す[2]。これらに加え、胸郭の変形や筋緊張が気道・呼吸障害を助長する。
- **てんかん**：中枢神経障害によりてんかんの合併が多い。痙攣や筋硬直を伴うため、多くの症例で抗痙攣薬を内服している。
- **合併する基礎疾患**：先天性疾患を背景とする症例では合併する疾患の管理も必要である。先天性心疾患、神経筋疾患、代謝性疾患、気道の疾患などは全身管理に難渋する場合がある。

■ フローチャート解説 ■

胃瘻造設術の麻酔管理

- 気管挿管が必須であるが、気道確保を困難にする要因が多数存在する。麻酔終了後も気道閉塞リスクは残るため抜管は再挿管の準備を整えて行う。
- リスクが高い症例は抜管しないことも考慮する。
- 全身麻酔薬は調節性に優れ、気道刺激性が少ないセボフルラン、プロポフォール、麻酔性鎮痛薬はレミフェンタニルが使用しやすい。浸潤麻酔や神経ブロックも有効である。局所麻酔薬中毒に注意する。筋弛緩薬は非脱分極性で拮抗薬のあるロクロニウムが適する。
- 多角的な術後鎮痛は重症心身障害児においても重要である。中枢神経系、消化管への影響の少ないアセトアミノフェン、局所麻酔が主体となる。オピオイドの使用は厳密な観察のもと、必要最少量とする。

気管切開術・喉頭気管分離術の麻酔管理

- 換気の継続が重要である。気管挿管下の手術が多いが、気管にメスが入るとエア漏れにより換気できず、急速に低酸素血症に陥る。気管チューブ先端を切開部より深く進め、可能な限り換気を行う。気管切開カニューレ挿入時に気管チューブを抜くが、換気を確認するまで気管内に残す[3]。カニューレ先端の壁あたりや気管外迷入により換気できない場合があるからである。
- 引火を避けるため、吸入酸素濃度＜40％とするか、電気メスを使用しない[4]。
- 出血も念頭に置く。胸部の血管の位置異常で術野に近接している場合がある[3]。また、気管腕頭動脈瘻を防ぐため、腕頭動脈切離が行われる場合がある。術前にCTなどで血管走行をチェックする。
- 術後の気道・呼吸管理は容易なため、使用する麻酔薬、鎮痛薬に制限はない。症例に合わせて選択する。

■ Facts ■

抗てんかん薬、痙縮治療薬の麻酔管理への影響

- **抗てんかん薬**：Ca拮抗薬、アミオダロン、ステロイド、アミノフィリンは代謝酵素誘導が生じて代謝が亢進し、効果が減弱する。非脱分極性筋弛緩薬の作用時間が短縮する。全身麻酔薬の作用が増強する[5]。
- **バクロフェン**：筋力低下、呼吸抑制、鎮静を起こし、全身麻酔薬の作用が増強する。投与を中断すると数時間から数日で離脱症状（高熱、痙縮増強、痙攣、徐脈、低血圧など）が生じる。これにはジアゼパム坐剤、ミダゾラム静注が有効である[5]。
- **ダントロレン**：鎮静作用はないが、筋力低下、非脱分極性筋弛緩薬の作用延長を起こす。Ca拮抗薬の併用（高Ca血症の報告あり）、肝障害に注意する。

■ Clinical tips ■

- 抗痙攣薬、痙縮治療薬は中断による症状悪化や離脱症状を防ぐため、術当日も継続する[5]（Facts参照）。
- ケタミン（痙攣を誘発する）以外の全身麻酔薬、麻薬性鎮痛薬は使用可能である。セボフルランはてんかん脳波を誘発するが臨床的濃度では問題はない[1]。
- 術中は低体温となりやすい。また悪性高熱症のリスクのある患者もいる。体温をモニターし、適温を保つ。

参考文献
1) 虻川有香子，ほか．小児外科 2017；49：1077-80.
2) 岡田真行，ほか．麻酔 2008；57：76-81.
3) Watters MB. Respir Care 2017；62：799-825.
4) 大上研二，ほか．日気食会報 2011；62：551-5.
5) Prosser DP, et al. Continuing Education in Anaesthesia, Critical Care & Pain 2010；10：72-6.

12. 発達障害・自閉症の小児の麻酔

北村　佳奈、宮津　光範

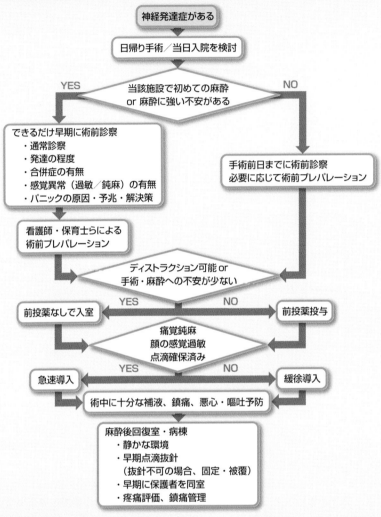

表　神経発達症児の主な内服薬と注意点

	内服薬（商品名）	周術期における注意点
抗精神病薬	リスペリドン（リスパダール®） アリピプラゾール（エビリファイ®）	QT延長・悪性症候群・錐体外路症状・アドレナリン反転
抗てんかん薬	バルプロ酸（デパケン®）	カルバペネム系抗生剤で血中濃度低下
	カルバマゼピン（テグレトール®）	長期投与で非脱分極性筋弛緩薬の作用減弱
	ラモトリギン（ラミクタール®）	なし
選択的セロトニン再取り込み阻害薬	フルボキサミン（ルボックス®、デプロメール®） パロキセチン（パキシル®） セルトラリン（ジェイゾロフト®）	セロトニン症候群・急な中断による離脱症候群・出血リスク上昇の可能性
注意欠如・多動症治療薬	メチルフェニデート徐放剤（コンサータ®） アトモキセチン（ストラテラ®） グアンファシン（インチュニブ®） リスデキサンフェタミン（ビバンセ®）	高血圧・不整脈・けいれん閾値低下などのリスク （手術当日まで内服しても問題ないという意見あり[3]）

■ フローチャート解説 ■

●神経発達症は先天性の脳機能障害である。発達早期にコミュニケーションや行動の障害が出現し、日常生活や社会生活に困難をきたす。ここでは代表として自閉スペクトラム症（autism spectrum disorder：ASD）を取り上げる。

●ASD児はコミュニケーション障害があり、検査・治療の内容や必要性を理解することが難しい。理解できてもこだわりや感覚異常のため受け入れられないこともある。定型発達児では無鎮静で行えるような検査・治療でも全身麻酔が必要となる場合がある。

●ASD児は日常のわずかな変化にも苦痛を感じるため、病棟や手術室など非日常的な場所は著しいストレスとなる。病棟から手術室への移動も困難な場合があり、日帰り手術や当日入院を考慮する。初めてのことに対応するのは苦手である。全身麻酔が初めての場合や不安が強い場合は、早い段階で児と保護者に大まかな麻酔の流れを説明しておくとよい。

●術前診察では、通常診察に加えて発達の程度を評価する。ASD児の75%は知的障害を合併しており[1]、発達レベルに応じたコミュニケーションの取り方、疼痛の訴え方を確認する。てんかん（30%）、他の精神疾患（70%）などの合併症[2]や内服薬の有無を確認する。主な内服薬、周術期の注意点を表にまとめた。感覚異常を有する児も多く[1]、苦手な音や光などの刺激について確認する。極度のストレスからパニックに陥ることがあり、その予兆・解決方法を聞いておく。児が安心できるグッズがあれば当日持参してもらう[2]。

●看護師や保育士らによる術前プレパレーションも効果的である。ASD児は言語情報より視覚情報の方が理解しやすい[1]。写真やイラストで手術の流れを説明し、実際にマスクやモニターに触れてもらう。初めての場所は警戒する可能性があるため、事前に手術室見学を行う。術前プレパレーションが困難な場合は、イラストを用いた小冊子や動画を自宅で見てきてもらう。

●手術当日は飲食・飲水制限などでストレスが高まる。前投薬の投与は強く推奨される[1]が、味や食感へのこだわりが強いと内服できないこともある。内服困難な時は点鼻、経直腸、筋注投与などを考慮するが、いずれも内服と比べて苦痛を与えるため、前投薬自体が精神的トラウマにならないよう配慮する。ディストラクションが可能である児や、手術・麻酔をよく理解していて不安の少ない児には、むしろ前投薬なしでの入室がよい場合もある。

●手術室内は児の感覚異常にあわせて環境を整える。音に過敏であればモニター音を小さくし、光に過敏であれば照明を抑える。触覚過敏があれば術衣への更衣は行わず[1]、入眠するまでモニター装着は最小限とする。保護者の同伴入室も考慮する。

●導入方法は緩徐導入、急速導入のいずれでもよい。痛覚鈍麻がある児や、顔の感覚過敏でマスクを嫌がる児では急速導入を検討する。

●術中は、術後の早期静脈留置針抜去を目指し、十分な輸液や術後悪心予防を心がける[2]。術後疼痛が強いと不安が増強し、疼痛を上手く伝えられないストレスからパニックとなりうる。術中から積極的に鎮痛を行う[2]。

●術後は静かな環境を提供する。不要な静脈留置針は早期抜去する。術後も留置が必要であればしっかり固定し包帯などで被覆する。飲水・飲食再開は極力早める。保護者には児の覚醒前から同室してもらう。疼痛評価は revised FLACC スケールが有用である[2]。保護者の解釈も疼痛評価の参考とする。

■ Facts ■

●ASD の有病率は1%以上である[1]。

●前投薬や術後覚醒時興奮予防、検査時鎮静でデクスメデトミジンの有用性が示唆されている（日本は保険適応外）[1]。

■ Clinical tips ■

●神経発達症児には、発達レベルに応じた個別の柔軟な対応が効果的である。事前に児の状態について十分に情報収集することが重要である。主治医や麻酔科医だけでなく、看護師・保育士といった多職種、そして保護者との綿密な連携が周術期管理のポイントである。

参考文献

1) Taghizadeh N, et al. Paediatr Anaesth. 2015；25：1076-84.
2) Vlassakova BG, et al. Curr Opin Anaesthesiol. 2016；29：359-66.
3) Cladis FP, et al. Preoperative Preparation. In：Davis PJ, editor. Smith's Anesthesia for Infants and Children. 9th ed. Philadelphia：Elsevier；2017. p.279-97.e4.

13. 眼科の麻酔

海法 悠

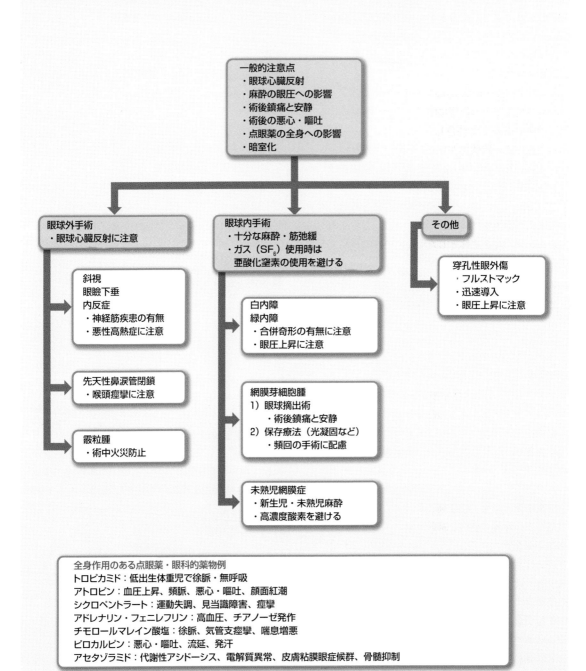

一般的注意点
・眼球心臓反射
・麻酔の眼圧への影響
・術後鎮痛と安静
・術後の悪心・嘔吐
・点眼薬の全身への影響
・暗室化

眼球外手術
・眼球心臓反射に注意

眼球内手術
・十分な麻酔・筋弛緩
・ガス（SF$_6$）使用時は
亜酸化窒素の使用を避ける

その他

斜視
眼瞼下垂
内反症
・神経筋疾患の有無
・悪性高熱症に注意

先天性鼻涙管閉鎖
・喉頭痙攣に注意

霰粒腫
・術中火災防止

白内障
緑内障
・合併奇形の有無に注意
・眼圧上昇に注意

網膜芽細胞腫
1）眼球摘出術
　・術後鎮痛と安静
2）保存療法（光凝固など）
　・頻回の手術に配慮

未熟児網膜症
・新生児・未熟児麻酔
・高濃度酸素を避ける

穿孔性眼外傷
・フルストマック
・迅速導入
・眼圧上昇に注意

全身作用のある点眼薬・眼科的薬物例
トロピカミド：低出生体重児で徐脈・無呼吸
アトロピン：血圧上昇、頻脈、悪心・嘔吐、顔面紅潮
シクロペントラート：運動失調、見当識障害、痙攣
アドレナリン・フェニレフリン：高血圧、チアノーゼ発作
チモロールマレイン酸塩：徐脈、気管支痙攣、喘息増悪
ピロカルピン：悪心・嘔吐、流涎、発汗
アセタゾラミド：代謝性アシドーシス、電解質異常、皮膚粘膜眼症候群、骨髄抑制

■ フローチャート解説 ■

●小児の眼科手術では、術野が顔面のため、確実な気道確保を心掛ける。気管挿管チューブは通常のもので差し支えない。咳嗽反射やバッキングを起こしにくいなど、眼科手術に対する声門上器具の利点は多いが、麻酔科医の習熟と適応症例の慎重な見極めが必要である。いずれにせよ、術者とよく確認する。

眼科手術麻酔の一般的注意点

●外眼筋の牽引などにより、強力な眼球心臓反射（洞性徐脈など）がみられる。術者に牽引を緩めてもらい、アトロピン0.01〜0.02mg/kg静注で対処する。

●麻酔薬の眼圧への影響に配慮する(特に緑内障手術、穿孔性眼外傷などで注意)。スキサメトニウム、ケタミンは避ける。硫酸アトロピンは眼圧にはほとんど影響しない。低酸素血症、高二酸化炭素血症、バッキング、浅麻酔下での気管挿管や抜管時の咳嗽は眼圧を上昇させる。

●小児眼科手術では、術後の激しい体動や興奮が多い。プロポフォールを主体とした麻酔の方が覚醒時興奮は少ない。術後鎮痛には、フェンタニル1〜4μg/kg、アセトアミノフェンを使用し、必要に応じて局所麻酔薬の点眼やテノン嚢下麻酔を考慮する。禁忌（フルストマック、困難気道など)がなければ深麻酔下抜管を行ってもよい。

●術後の悪心・嘔吐（postoperative nausea and vomiting：PONV）が多い。維持には亜酸化窒素を使用せず、プロポフォールの使用を考慮する。メトクロプラミド、デキサメタゾンなどの制吐剤を併用し、十分な輸液と酸素投与を行う。

●点眼薬が吸収され全身への影響がみられることがある。

眼球外手術

●斜視手術、眼瞼下垂手術、睫毛内反手術は、小児では最も手術件数が多い。神経筋疾患との関連を念頭に術前評価を行う。眼球心臓反射が起こりやすい[1]。

●先天性鼻涙管閉鎖に対する涙道ブジーなどでは、通水試験や涙嚢洗浄液の咽頭への流れ込みにより喉頭痙攣を誘発することがある。

●霰粒腫などの眼瞼の手術をマスク麻酔で行う場合は電気メス使用時に酸素がマスクから漏れないように注意し、高濃度の酸素投与を避ける。重症顔面熱傷の危険がある。

眼球内手術

●浅い全身麻酔ではしばしば眼球が上転するため十分な麻酔深度・筋弛緩レベルを保つ。ケタミンは眼振を誘発するので使用しない。

●白内障・緑内障は先天奇形症候群に合併するものもあるため、合併奇形の有無を念頭に問診を行う。硝子体手術時にガス（SF_6など）を使用する場合は、注入の20分前には亜酸化窒素を中止し、術後1カ月は使用を避ける。亜酸化窒素の体内閉鎖空内圧上昇作用により眼圧が急激に上昇する恐れがある。小児ではまれではあるが、閉塞隅角緑内障患児へのアトロピン、ミダゾラム、ジアゼパム投与は禁忌である。

●網膜芽細胞腫に対して眼球摘出術を行う場合は、眼球心臓反射に注意して管理し、十分な術後鎮痛を行う。必要なら術後のフェンタニルの持続静注を考慮する。保存療法を行う場合は、頻回の全身麻酔が必要になるため、児の精神的苦痛を最小限に抑える。

●未熟児網膜症の麻酔管理は、早産・低出生体重児のための特別な配慮が必要である。高濃度酸素は増悪因子となるため、Sp_{O_2}を90〜95％に保つように調節する。術後無呼吸の可能性があるため、挿管帰室になることがある。搬送による体温低下にも考慮する。術前から手術実施場所や麻酔計画について新生児科医と綿密に打ち合わせる。

その他の手術

●穿孔性眼外傷患児は多くの場合、フルストマックであるため、静脈路を確保し迅速導入を行う。麻酔導入時の眼圧上昇に注意する。

■ Facts ■

●眼球心臓反射は三叉神経第1枝（眼神経）から三叉神経、迷走神経を介する反射で、洞性徐脈、房室ブロック、心室性期外収縮などさまざまな不整脈が起こりうる。

●歴史的に、斜視と神経筋疾患の関連の可能性から、斜視手術患児は悪性高熱症のハイリスクとされてきたが、この関連は確かめられていない。近年では斜視は悪性高熱症の独立したリスク因子とは考えられていない[1]。

■ Clinical tips ■

●プロポフォール主体の麻酔は覚醒時興奮とPONVが少ないため、眼科の麻酔にはよい適応である。レミフェンタールを併用する場合は徐脈に注意する。

●眼科麻酔では、暗室化が必要な場合がある。患者観察、モニター、薬物などに特別な準備を要する（片耳胸壁聴診器、懐中電灯、薬物を手元に置く、など）。

参考文献

1) Waldschmidt B, et al. J AAPOS 2019：23：127-31.

14. 検査・処置の麻酔、鎮静

堀木　としみ

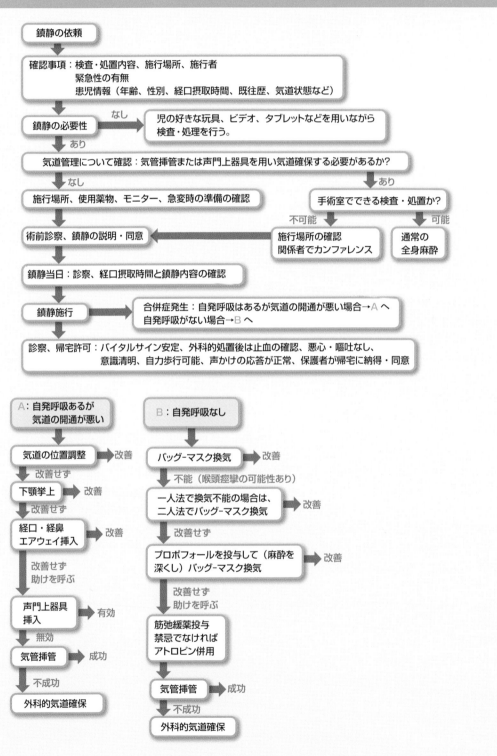

鎮静の依頼

確認事項：検査・処置内容、施行場所、施行者
　　　　　緊急性の有無
　　　　　患児情報（年齢、性別、経口摂取時間、既往歴、気道状態など）

鎮静の必要性 ──なし──▶ 児の好きな玩具、ビデオ、タブレットなどを用いながら検査・処理を行う。
　│あり

気道管理について確認：気管挿管または声門上器具を用い気道確保する必要があるか？
　│なし　　　　　　　　　　　　　　　　　　　　　　　│あり

施行場所、使用薬物、モニター、急変時の準備の確認　　手術室でできる検査・処置か？
　　　　　　　　　　　　　　　　　　　　不可能│　　　　│可能

術前診察、鎮静の説明・同意 ◀── 施行場所の確認　　　通常の
　　　　　　　　　　　　　　　　関係者でカンファレンス　全身麻酔

鎮静当日：診察、経口摂取時間と鎮静内容の確認

鎮静施行 ──▶ 合併症発生：自発呼吸はあるが気道の開通が悪い場合→A へ
　　　　　　　　　　　　　　自発呼吸がない場合→B へ

診察、帰宅許可：バイタルサイン安定、外科的処置後は止血の確認、悪心・嘔吐なし、
　　　　　　　　意識清明、自力歩行可能、声かけの応答が正常、保護者が帰宅に納得・同意

A：自発呼吸あるが気道の開通が悪い

気道の位置調整 ──▶ 改善
　│改善せず

下顎挙上 ──▶ 改善
　│改善せず

経口・経鼻エアウェイ挿入 ──▶ 改善
　│改善せず　助けを呼ぶ

声門上器具挿入 ──▶ 有効
　│無効

気管挿管 ──▶ 成功
　│不成功

外科的気道確保

B：自発呼吸なし

バッグ-マスク換気 ──▶ 改善
　│不能（喉頭痙攣の可能性あり）

一人法で換気不能の場合は、二人法でバッグ-マスク換気 ──▶ 改善
　│改善せず

プロポフォールを投与して（麻酔を深くし）バッグ-マスク換気 ──▶ 改善
　│改善せず　助けを呼ぶ

筋弛緩薬投与　禁忌でなければアトロピン併用

気管挿管 ──▶ 成功
　│不成功

外科的気道確保

■ フローチャート解説 ■

● 鎮静の目標は、子どもに苦痛を与えることなく、予定された検査・処置が無事に終了し、安全な状態で退院させることである。そのためには、検査・処置に対する不安の軽減、痛みを伴う場合の鎮痛、これらを達成するために必要な薬物に対する理解、有害事象発生時対応のスキルが必要になる[1]。また、検査・処置の内容、鎮静場所・施行者、患児情報を詳細に確認することも重要である。

● 通常、検査・処置時に子どもの協力が得られない場合、各診療科医師から鎮静依頼が来る。しかし、子どもの年齢や性格に応じた形で説明をし、何が怖いのか、何が嫌なのか、これらをどうしたら解決できるのかを一緒に考えることが重要である。子どものお気に入りの人形、玩具、タブレットなどで気を引くことにより、鎮静なしで検査・処置が可能な場合もある[2]。

● 小児鎮静担当者は、実際担当する鎮静レベルより深いレベルでの有害事象に対応できるスキルが必要である[1]。例えば、深鎮静を行う場合は全身麻酔に対応できる知識と技術が必要となる。小児鎮静では、気道合併症に対応できるスキルも必要である。気道閉塞、喉頭痙攣、無呼吸発症時の対応手順を併記する。これは文献1）の図を改変したものである。著者は気道確保の道具として、必ずラリンジアルマスクとエアウェイを携帯する。気管チューブ、喉頭鏡は症例によって携帯することもある。

● 鎮静に使用する薬物は、検査・処置の内容により決定される。著者は、鎮静のみ必要な場合は禁忌でなければプロポフォールを選択する（ただし血管痛に注意）。痛みを伴う場合は鎮痛薬を併用する。日帰りの検査・処置鎮静には、後に残らないような薬物が望ましい。禁忌でなければケタミンを選択する。鎮静薬、鎮痛薬の投与量は、子どもの状態や検査の内容で決定する。呼吸や循環の合併症がない児の場合プロポフォールは10mg/kg/hrで開始し、状態を観察しながらステップダウンしていく[3]。痛みを伴わない検査の場合は、プロポフォール5mg/kg/hr以下で維持できることもある。MRIのような音が大きい検査は、静かな検査に比べて必要量が多くなることがある。痛みを伴う処置の時は、プロポフォールにケタミン1mg/kgを追加する。創部に局所麻酔を併用することも効果的なので、外科系主治医にあらかじめ依頼しておくとよい。

■ Facts ■

● 鎮静前禁飲食時間（nil per os：NPO）と誤嚥性肺炎発生の関係に関する明確な報告は少ないが、基本的に全身麻酔と同様に対応することが推奨されている。Beachらは、誤嚥性肺炎の発生率はNPOに関係なく約1/10,000であり、NPOより年齢（乳児）、診断名（消化器疾患）、術式（内視鏡）など他の因子が関係している可能性を提示している[4]。

● Bhattらは、6,295例（平均年齢8歳）の救急室での処置鎮静症例を対象に合併症発生を検討した。その結果831例の合併症があり、このうち酸素濃度低下が5.6％、嘔吐が5.2％に発生、完全な気道閉塞、誤嚥性肺炎はなかった[5]。さらに、生命にかかわる合併症の発生は1.1%で、このうち無呼吸は0.9%、喉頭痙攣は0.1%の発生であった。

■ Clinical tips ■

● 鎮静の計画・準備にあたり"SOAPME"を提示する[1]。

S ＝ size-appropriate Suction catheters
　　適切なサイズの吸引チューブ

O ＝ an adequate Oxygen supply
　　十分な酸素供給ができる準備

A ＝ size-appropriate Airway equipment, endotracheal tube, stylets, face mask
　　適切なサイズの気道確保器具、気管チューブ、フェイスマスク

P ＝ Pharmacy
　　救急薬品、拮抗薬を含めた準備

M ＝ Monitors
　　パルスオキシメータ（適切なプローベサイズ）、呼気終末二酸化炭素モニター、非観血的血圧計、心電図、聴診器など

E ＝ special Equipment or drug for a particular case
　　除細動器

参考文献

1) Coté CJ, et al. Pediatrics 2019；143：e2019100.
2) Friedrichsdorf S, et al. Pain Rep 2019；5：e804.
3) Schmitz A, et al. Pediatric Anesthesia 2018；28：264-74.
4) Beach ML, et al. Anesthesiology 2016；124：80-8.
5) Bhatt M, et al. JAMA Pediatrics 2017；171：957-64.

15. 日帰り麻酔

黒嵜　明子

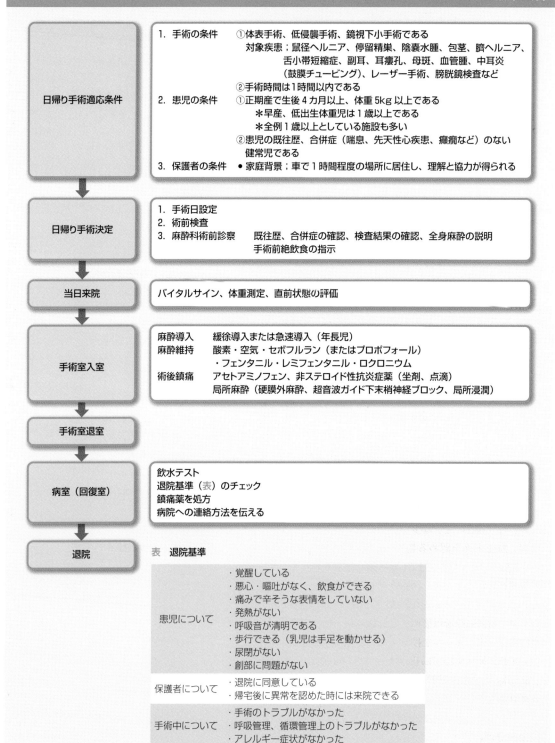

日帰り手術適応条件

1. 手術の条件　①体表手術、低侵襲手術、鏡視下小手術である
　　　　　　　　対象疾患；鼠径ヘルニア、停留精巣、陰嚢水腫、包茎、臍ヘルニア、
　　　　　　　　　　　　　舌小帯短縮症、副耳、耳瘻孔、母斑、血管腫、中耳炎
　　　　　　　　　　　　　（鼓膜チュービング）、レーザー手術、膀胱鏡検査など
　　　　　　　　②手術時間は1時間以内である
2. 患児の条件　①正期産で生後4カ月以上、体重5kg以上である
　　　　　　　　　　＊早産、低出生体重児は1歳以上である
　　　　　　　　　　＊全例1歳以上としている施設も多い
　　　　　　　　②患児の既往歴、合併症（喘息、先天性心疾患、癲癇など）のない
　　　　　　　　　健常児である
3. 保護者の条件　●家庭背景；車で1時間程度の場所に居住し、理解と協力が得られる

日帰り手術決定

1. 手術日設定
2. 術前検査
3. 麻酔科術前診察　　既往歴、合併症の確認、検査結果の確認、全身麻酔の説明
　　　　　　　　　　　手術前絶飲食の指示

当日来院

バイタルサイン、体重測定、直前状態の評価

手術室入室

麻酔導入　　緩徐導入または急速導入（年長児）
麻酔維持　　酸素・空気・セボフルラン（またはプロポフォール）
　　　　　　・フェンタニル・レミフェンタニル・ロクロニウム
術後鎮痛　　アセトアミノフェン、非ステロイド性抗炎症薬（坐剤、点滴）
　　　　　　局所麻酔（硬膜外麻酔、超音波ガイド下末梢神経ブロック、局所浸潤）

手術室退室

病室（回復室）

飲水テスト
退院基準（表）のチェック
鎮痛薬を処方
病院への連絡方法を伝える

退院

表　退院基準

患児について	・覚醒している ・悪心・嘔吐がなく、飲食ができる ・痛みで辛そうな表情をしていない ・発熱がない ・呼吸音が清明である ・歩行できる（乳児は手足を動かせる） ・尿閉がない ・創部に問題がない
保護者について	・退院に同意している ・帰宅後に異常を認めた時には来院できる
手術中について	・手術のトラブルがなかった ・呼吸管理、循環管理上のトラブルがなかった ・アレルギー症状がなかった

■ フローチャート解説 ■

●近年、小児の日帰り手術は小児病院に限らず一般総合病院でも行っている。

●在院期間が短いことは、患児のストレス軽減、医療費削減などのメリットがある一方、直前の感染症、術後合併症を見落とす可能性もあり、細心の注意を要する。

●緊急受診の可能性を考慮し、車での所要時間が1時間程度（最大2時間以内）であることを条件としている。

●術前検査は入院の場合と同様で、乳児では手術予定日から1カ月以内、幼児以上は2カ月以内に血液一般、生化学、胸部X線写真、心電図を施行する。

●術前診察で絶飲食時間の厳守が重要であることを伝え、固形物は前日まで、人工乳、牛乳、ジュースは手術室入室の6時間前まで、母乳は4時間前まで、清澄水（水、茶、スポーツ飲料）は2時間前までとし、該当する時間を記載して渡す。

●同時に、必要以上の絶飲食は脱水や低血糖などを来す可能性があるため、制限時間までは自由に摂ってもらうことも伝える。

●当日、風邪症状、発熱、消化器症状などを認めた場合は手術中止とする。

●保護者とともに手術室に来てもらう。著者の施設ではDVDを見ながら入眠まで保護者に付き添ってもらうことが多い。また、保護者が希望した場合のみミダゾラムシロップ0.5mg/kgを手術室入室30分前に内服している。

●麻酔は酸素、亜酸化窒素（または空気）、セボフルランによる緩徐導入で、維持は酸素、空気、セボフルランとフェンタニル2μg/kgを手術開始前か開始時に投与する。フェンタニル少量投与では、覚醒遅延、呼吸抑制、悪心・嘔吐の発現は少ないと予測される。心拍数増加、血圧上昇を認める場合はレミフェンタニル0.2～0.3μg/kg/minを併用する。レミフェンタニルは作用時間が短いこと、悪心・嘔吐の頻度がフェンタニルより少ないとされていることより使いやすい。

●年長児では静脈路確保後に導入し、セボフルランの代わりにプロポフォールを投与することもある（投与例；プロポフォール2mg/kg投与後、15mg/kg/hrで開始し、8mg/kg/hrまで段階的に下げる）。

●ロクロニウムを使用した場合は、手術終了後に必ずスガマデクスでリバースする。

●術後鎮痛は、アセトアミノフェン坐剤（15～20mg/kg）、アセトアミノフェン点滴（2歳未満7.5mg/kg、2歳以上15mg/kg）、フルルビプロフェン点滴（1mg/kg）、仙骨硬膜外麻酔（0.2% ロピバカイン1mL/kg、最大20mL）、腹直筋鞘ブロック、腹横筋膜面ブロック（0.25% ロピバカイン0.6mL/kg）などを行う。

●麻酔終了後2時間以上経過したら飲水を試み、その後30分様子をみて飲食制限を解除する。さらに2時間観察後、退院基準をチェックする。

●退院が決まれば、アセトアミノフェン（坐剤、内服薬）等頓用の鎮痛薬と24時間繋がる窓口について記載した用紙を渡し、嘔吐、高熱、疼痛、創部の異常（出血、腫れ）など心配な症状を認めた場合はいつでも連絡するように伝えてから帰宅してもらう。

■ Facts ■

●以下の報告あり。

・13.5%が術前の絶食を守っていなかった[1]。

・1.8%が予定外入院し、悪心・嘔吐によるものが23.5%で最多である[2]。

・14%が退院後に悪心・嘔吐を来している[3]。

■ Clinical tips ■

●小児の日帰り手術は患児のストレスと医療費を減らすことができるが、周術期の変化には細心の注意が必要である。保護者の理解と協力、麻酔科医と外科医、看護師、病院事務部門との連携が不可欠であり[4,5]、各施設でプロトコールを作成して取り組むことが推奨される。

参考文献

1) Cantellow S, et al. Paediatri Anaesth 2012：22：897-900.
2) Blacoe DA,et al. Anacsthesia 2008：63：610-5.
3) Efune PN, et al. Paediatri Anaesth 2018 28：257-63.
4) 村田洋. 日臨麻会誌2006：26：40-7.
5) 日本麻酔科学会，ほか編：日帰り麻酔の安全のための基準（ガイドブック）. 東京：克誠堂出版；2001. p.93-102.

16. 先天性心疾患の非心臓手術の麻酔

金澤　伴幸

先天性心疾患の重症度別クラス分類とその管理法

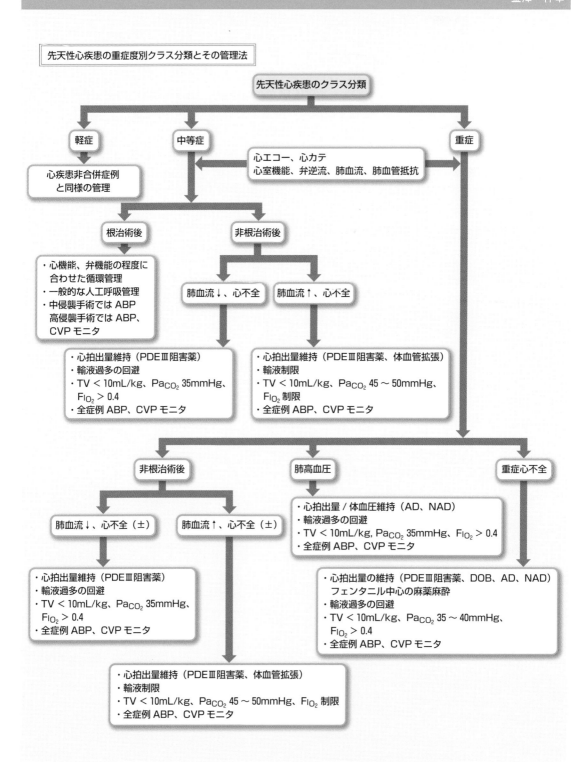

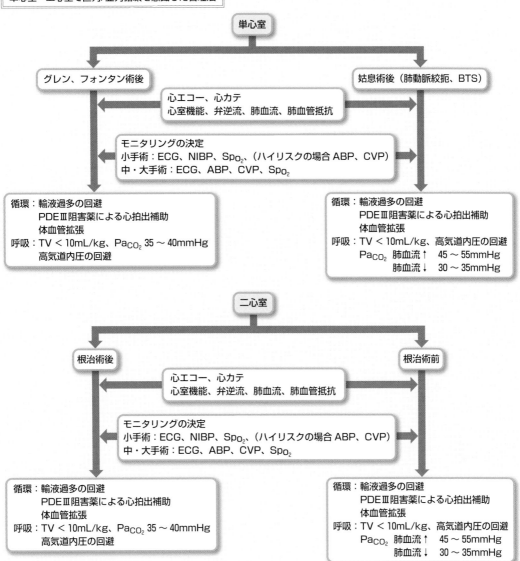

単心室・二心室で直列/並列循環を意識した管理法

単心室

グレン、フォンタン術後 ← 姑息術後（肺動脈絞扼、BTS）

心エコー、心カテ
心室機能、弁逆流、肺血流、肺血管抵抗

モニタリングの決定
小手術：ECG、NIBP、Sp_{O_2}、（ハイリスクの場合 ABP、CVP）
中・大手術：ECG、ABP、CVP、Sp_{O_2}

循環：輸液過多の回避
　　　PDEⅢ阻害薬による心拍出補助
　　　体血管拡張
呼吸：TV＜10mL/kg、Pa_{CO_2} 35～40mmHg
　　　高気道内圧の回避

循環：輸液過多の回避
　　　PDEⅢ阻害薬による心拍出補助
　　　体血管拡張
呼吸：TV＜10mL/kg、高気道内圧の回避
　　　Pa_{CO_2}　肺血流↑　45～55mmHg
　　　　　　　肺血流↓　30～35mmHg

二心室

根治術後 ← 根治術前

心エコー、心カテ
心室機能、弁逆流、肺血流、肺血管抵抗

モニタリングの決定
小手術：ECG、NIBP、Sp_{O_2}、（ハイリスクの場合 ABP、CVP）
中・大手術：ECG、ABP、CVP、Sp_{O_2}

循環：輸液過多の回避
　　　PDEⅢ阻害薬による心拍出補助
　　　体血管拡張
呼吸：TV＜10mL/kg、Pa_{CO_2} 35～40mmHg
　　　高気道内圧の回避

循環：輸液過多の回避
　　　PDEⅢ阻害薬による心拍出補助
　　　体血管拡張
呼吸：TV＜10mL/kg、高気道内圧の回避
　　　Pa_{CO_2}　肺血流↑　45～55mmHg
　　　　　　　肺血流↓　30～35mmHg

表1　先天性心疾患の非心臓手術術前重症度クラス分類

先天性心疾患の クラス分類	定義
軽症	・薬物療法の必要ない、もしくは必要であるが軽度 　（ASD、欠損孔が小~中のVSDで症状がないもの） ・根治術後で心機能良好および薬物療法が必要ない
中等症	・血行動態の異常が残存する根治術後で薬物療法が必要 　もしくは不必要 　（肺動脈弁の逆流が多いTOF術後、ノーウッド術後の 　HLHS）
重症	・手術介入されていないチアノーゼ性心疾患 ・肺高血圧 ・薬物治療が必要な心室機能不全 ・心移植待機患者

表2　周術期死亡予測スコアリングシステム

危険因子	スコア加算
緊急手術	1
重症CHD	1
単心室	1
30日以内の手術既往	1
カテコラミン使用	1
術前CPR	2
急性/慢性腎障害	3
人工呼吸	4

（文献3より転載）

■ フローチャート解説 ■

●先天性心疾患患者の非心臓手術はそれ以外の患者に比べ合併症および死亡率が高い。また、病態の重症度によってもリスクが異なる。術前に先天性心疾患の非心臓手術時の重症度リスクを軽症・中等症・重症の3段階に分け患者の病態を把握する。単心室、ウィリアムス症候群、肥大型および拡張型心筋症、肺高血圧症、機械的心室補助の患者は重症で高リスクに分類され麻酔管理が困難である。高リスク患者の場合は必ず小児心臓麻酔の専門家に相談するか適切な施設へ患者を転院することを考慮する。

●二心室修復可能な病態で根治術前（欠損孔の大きな心房および心室中隔欠損症や大動脈縮窄症など）は左右短絡で高肺血流の病態がほとんどである。肺血管抵抗を高めに維持し、肺体血流比を低下させることを意識した管理が必要となる。F_{IO_2}をなるべく低く保ち、Pa_{CO_2} 45～50mmHg前後となるよう人工呼吸の設定を行う。高濃度の吸入麻酔薬は心抑制作用が強く出ることがあるのでフェンタニルなどの麻薬中心の麻酔が安全である。

●単心室のグレン術後もしくはフォンタン術後は循環を意識した呼吸管理が必要となる。陽圧人工呼吸は不利である。自発呼吸を温存した呼吸管理を考慮し、調節呼吸の場合でも必要十分な吸入酸素濃度（$F_{IO_2} > 0.4$）、動脈血二酸化炭素分圧（Pa_{CO_2}）の維持（35～40mmHg）、低い換気圧、適切な肺容量を保つためのPEEP 5cmH$_2$O程度などを用いる。繰り返す開胸手術や胎生期からの高肺血流を起因とする拘束性肺障害を持つ患者が多く[1]、1回換気量を少なく、呼吸回数を多めに設定することが必要な場合がある。循環作動薬はPDE Ⅲ阻害薬を第一選択とし、体血管拡張と水分過多の回避が術中管理の目標となる。高侵襲手術、もしくは低侵襲でも中等度以上のリスクがある患者では必ず中心静脈圧をモニタリング（管理目標 < 20mmHg）する。

●単心室で手術介入前もしくは姑息術後の場合は並列循環であり、肺血流増加型の場合には肺血管抵抗（PVR）を高く保ち、肺血流低下型の場合にはPVRを低く保つ。F_{IO_2}、Pa_{CO_2}、吸気圧はいずれもPVRを変化させる因子であり人工呼吸器の設定は先天性心疾患の非心臓手術の麻酔の重要ポイントである。通常の人工呼吸器設定で制御できない高肺血流の場合には窒素（N_2）負荷による低酸素療法を、制御できない低酸素血症の場合には一酸化窒素（NO）吸入療法を考慮する。循環作動薬の第一選択はPDE Ⅲ阻害薬であるが、効果不良の場合にはドブタミン、アドレナリンを考慮する。

高肺血流による体血流低下が原因の低血圧では、心拍出量の補助と体血管拡張を主体に循環管理を行う。

●肺高血圧症合併症例は術中・術後合併症発生の高リスクである。体血圧の低下を避け（必要であればノルアドレナリンの投与）、心拍出量を維持する。新生児・乳児は吸入麻酔薬のMACが高いが高濃度の吸入麻酔薬は体血圧の低下につながるため避ける。亜酸化窒素は高濃度（ > 50%）において肺動脈圧を上昇させることが知られており、またケタミンも同様の作用があるがいずれも低濃度、低用量であれば危機的な変化を起こすことはない。

●開腹、開胸および鏡視下手術の場合には観血的動脈圧測定を必ず行い可能であれば中心静脈圧を測定することが望ましい。短時間の小手術の場合には基本モニター、非観血血圧測定で十分な場合もあるが、心機能低下症例、体肺血流のバランス維持が難しい症例の場合には大手術に準じたモニターを行う。

■ Facts ■

●先天性心疾患を持つ患者はそれ以外の患者に比べ非心臓手術時の合併症発生率が高くまた死亡率も高い（6% vs 1.8%）[2]。

●先天性心疾患患者の中でも1歳以下の患者は、患者全体に比べ周術期の合併症発生率が高い（15% vs 5.8%）[3]。

●周術期死亡予測のためのスコアリングシステムが発表されている[4]。

■ Clinical tips ■

●体血圧/体血流維持のための体血管拡張療法。

●肺血管抵抗をコントロールするための人工呼吸管理。

●多くのフォンタン患者は拘束性肺障害を有する。

●肺高血圧や低酸素に対するNO吸入療法や高肺血流に対する窒素を用いた低酸素療法などのガス吸入を利用した特殊治療。

●静脈系の人工血管を有する患者（フォンタンなど）の抗凝固は可能な限り継続。

参考文献

1) Ohuchi H, et al. Pediatr Cardiol 2004；25：513-21.
2) Baum VC, et al. Pediatrics 2000；105：332-5.
3) Warner MA, et al. Mayo Clin Proc 1998；73：728-34.
4) Faraoni D, et al. Anesth Analg 2016；123：824-30.

索 引

和 文

欧　文

すっきりフローチャートで学ぶ
小児の麻酔   ＜検印省略＞

―――――――――――――――――――――――――――――――

2020 年 12 月 10 日　　第 1 版第 1 刷発行

定価 3,300 円（本体 3,000 円＋税 10%）

監修者　川　名　　　信
編集者　五十嵐　あゆ子
発行者　今　井　　　良
発行所　克誠堂出版株式会社

〒 113-0033　東京都文京区本郷 3-23-5-202
電話（03）3811-0995　振替 00180-0-196804
URL　http://www.kokuseido.co.jp

―――――――――――――――――――――――――――――――

ISBN978-4-7719-0539-9　C3047　￥3000E　　　印刷　株式会社 新協
Printed in Japan ©Shin Kawana, Ayuko Igarashi, 2020